CROSSROAD

医療と介護の
クロスロード
to 2025

武藤正樹 国際医療福祉大学大学院 教授
MASAKI MUTO

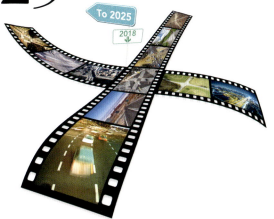

医学通信社

はじめに

　2018年は惑星直列の年だ。診療報酬・介護報酬の同時改定と，医療計画・介護保険事業計画のスタートが一直線上に並ぶ。それぞれの改定周期は異なるので，この惑星直列が起きるのは30年に1回なのだ。

　特に2018年の同時改定は，医療と介護の連携が大きなテーマだ。2000年に介護保険制度がスタートして以来，医療と介護は別々の道を歩み続けてきたため，その道が交差する同時改定は過去2回しかなかった。今回が3度目のクロスロードであるとともに，今回のクロスロードは医療計画と介護保険事業計画も交差するのである。

　いわば4つの道が交差するのが2018年だ。そしてこのクロスロードの向こうには，2025年の巨大な団塊老人人口の山がそびえている。この山を乗り越えられるかどうかは，2018年の選択にかかっていると言っても過言ではない。

　本書はこうした思いで，これまでの連載記事をもとに緊急に書き上げた。診療報酬や介護報酬の項目や数字の字面だけを見ていても，改定の本当の姿は見えてこない。その背後にある過去の経緯や，時代が向かう方向性を押さえておかないと，改定の本当の意味はわからない。このため本書では，できるだけわかりやすく，これまでの経緯と今後の向かうべき方向性について解説した。

　そのためには改定の背後にある地域医療構想や地域包括ケアシステムの考え方にまで立ち戻る必要がある。このため第1章は，地域医療構想とこれを反映した第7次医療計画について振り返ってみた。そして地域包括ケアシステムに関連した介護保険事業計画と医療計画との関係についても言及した。

　第2章は地域医療構想と関係の深い入院医療の改定項目について展望した。今回の診療報酬改定はまさに地域医療構想を下支えする改定である。そのなかでも患者の状態像を反映するためのDPCデータの活用や，新設される介護医療院についての詳細を解説した。

　第3章は医療と介護の連携について，在宅医療，訪問看護，保険薬局，看護小規模多機能型居宅介護や定期巡回随時対応サービス，高齢者の住まい問題，健康・医療・介護の情報統合の課題について見ていくことにする。そして最後に医療と介護を結ぶ役割を担う医療福祉連携士の育成についても言及する。

　本書が，医療・介護の現場で，患者や利用者を目の前に日々額に汗して働く皆様のお役に少しでも立てれば，著者としてこれに勝る喜びはない。

　本書を片手に2018年の診療報酬・介護報酬改定の本当の意味を理解して，真正面から立ち向かっていただきたい。

2018年2月吉日　東京赤坂にて
国際医療福祉大学大学院　武藤正樹

目次

はじめに ……………………………………………………………………………………… 2

序章　医療と介護のクロスロード to 2025 ……………………………………………… 4

第1章　地域医療構想と地域包括ケアのクロスロード
1 「地域医療構想」を読み解く ………………………………………………………… 8
2 「第7次医療計画」が2018年からスタート ……………………………………… 12
3 「精神科医療計画」と「地域包括ケア」 …………………………………………… 17
4 地域医療計画と介護保険事業計画のクロスロード ……………………………… 20

第2章　2018年診療報酬・介護報酬同時改定の行方
1 2018年診療報酬改定の課題は何か ………………………………………………… 26
2 7対1入院基本料と地域包括ケア病棟の見直し …………………………………… 30
3 短期滞在手術・救急医療管理加算等の見直し …………………………………… 36
4 入退院支援・在宅復帰率の見直し ………………………………………………… 39
5 療養病床・医療区分見直しとDPCデータ提出 …………………………………… 43
6 療養病床と「介護医療院」の創設 ………………………………………………… 47

第3章　医療と介護のクロスロード
1 医療と介護の連携——看取りと訪問看護 ………………………………………… 52
2 在宅医療の見直し …………………………………………………………………… 56
3 保険薬局・薬剤師業務の見直し …………………………………………………… 60
4 訪問看護と特定行為 ………………………………………………………………… 63
5 看多機能と24時間定期巡回随時対応サービス …………………………………… 67
6 リハビリテーション改革 …………………………………………………………… 71
7 高齢者と「拠点型サ高住」 ………………………………………………………… 77
8 低所得高齢者と住まい対策 ………………………………………………………… 80
9 健康・医療・介護の統合データベース構築 ……………………………………… 84
10 医療と介護を結ぶ医療福祉連携士 ………………………………………………… 88

序章 医療と介護のクロスロード to 2025

年明けから中医協，介護給付費分科会において，4月の診療報酬・介護報酬同時改定の審議が大詰めを迎えている。本稿では2017年末までの審議を振り返り，団塊世代700万人が後期高齢者となる2025年を展望してみよう。

■診療報酬・介護報酬の改定率

2017年12月，厚労省は予算の大臣折衝を踏まえて，2018年度の診療報酬改定率を発表した。診療報酬は技術料等の本体部分と薬価・材料部分の2つから成る。今回，**本体部分はプラス0.55％（医科0.63％），薬価・材料部分はマイナス1.74％となり，両者を合わせたネットでは1.19％のマイナス改定**であった。

本体部分の改定率は前回のプラス0.49％を上回り，実額600億円のプラスとなるが，薬価・材料部分のマイナス1.74％はおよそ1700億円のマイナスだ。ますます薬価差益は先細ることとなり，薬価差益に頼っていた医療機関にとっては大打撃となるだろう。

介護報酬は，2015年度改定の影響や人材確保のための人件費増などを考慮して，0.54％の引上げを行う。今回の介護報酬改定では，地域医療構想と連動した療養病床からの転換先である「介護医療院」がポイントとなる。

ちなみに今回は診療報酬，介護報酬，障害福祉サービス等報酬のトリプル改定であった。診療報酬本体部分，介護報酬がプラス改定となったほか，障害福祉サービス等報酬もプラス0.47％と軒並みプラス改定となった。その背景には，加藤勝信厚労相が大臣折衝後の会見でも述べているように，2018年度予算における社会保障関係費の自然増分を概算要求時の6,300億円から1,300億円程度削減し，政府目標の5,000億円に収められたことが大きい。ただ**自然増圧縮分の多くが薬価引下げや薬価制度抜本改革，大型門前薬局の調剤報酬の適正化など，薬関連の項目に頼っている**。このような薬頼みの自然増圧縮対策にもすでに限界が見えている。

このため2025年を目指した今後の診療報酬の方向性は，入院病床の抜本的な構造改革である地域医療構想の実現にある。加藤厚労相も「2025年に団塊の世代が75歳を超えていくことを見据えながら，必要な対応，特に病院機能の分化などをしっかり進めていけるようにしたい」と述べ，その方向性を支持している。

■入院基本料の新評価体系

このような状況を踏まえて，ここまでの同時改定の議論を振り返ってみよう。まず，入院基本料の抜本的な見直しによる「**新評価体系**」が大きな課題になっている。

2017年11月の中医協総会で，厚労省保険局医療課は以下のように新たな評価体系を提案した。

- 7対1と10対1の入院基本料を大幅に組み替えて，「**看護配置などに応じた基本部分**」と「**診療実績に応じた段階的な評価**」を組み合わせた報酬体系にする
- 7対1と10対1の「**中間的な水準**」の評価を設けて，7対1から10対1への円滑な移行を促す

さらに12月の中医協で，厚労省は上記の提案で用いた「基本部分」と「段階的評価部分」の組合せによる**新評価体系の考え方を，急性期から長期療養までに敷衍させる考え方**を示した。具体的には，急性期医療（7対1，10対1），急性期〜長期療養（13対1，15対1，地域包括ケア，回復期リハビリ），長期療養（療養病棟20対1，25対1）を統合，再編して，基本部分と段階的評価を組み合わせた新評価体系とするものだ（図表）。

これによると急性期医療は10対1を基本部分として，重症度，医療・看護必要度を段階的評価部分とする。

急性期〜長期療養の一般病棟は15対1を基

図表　二つの評価の組合せによる入院医療の評価体系

○　将来的な入院医療需要の変動にも弾力的に対応できるよう、現行の一般病棟入院基本料、療病病棟入院基本料等について、3つの機能を軸に、入院料（施設基準）による評価（基本部分）と、診療実績に応じた段階的な評価（実績部分）との、組み合わせによる評価体系に再編・統合してはどうか。

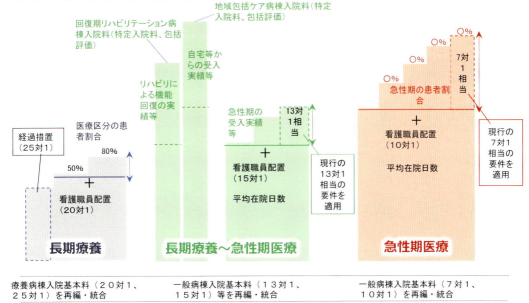

出典：中央社会保険医療協議会総会，2017年12月6日（改：2018年2月7日）

本部分として，急性期の受入れ実績を段階的評価部分とする。地域包括ケア病棟は地域包括ケア病棟入院料を基本部分として，自宅等からの受入れ実績等を段階評価部分とする。回復期リハビリ病棟は回復期リハビリ入院基本料を基本部分として，リハビリによる機能回復の実績等を段階的評価部分とする。

長期療養については，療養病棟20対1を基本部分として，医療区分患者割合を段階的評価部分とする。

7対1，10対1の重症度，医療・看護必要度については，A項目とC項目に，それと関連のあるDPCデータ（EF統合ファイル）より導いた新たな診療実績評価方式を導入する。また，療養病床に関する患者重症度を表す医療区分についても，今後その項目を見直し，2018年度から療養病床も提出する予定のDPCデータを用いて，医療区分の再評価を行うとしている。

こうした入院基本料の再編と新評価体系は，2006年に入院基本料に7対1が，療養病床に医療区分が導入されて以来の大変革だ。

段階的評価部分については，今回改定では前回改定に準じた既存指標を用いるが，その後の改定ではDPCデータ（EF統合ファイル）等を用いた診療実績評価やアウトカム評価等の新評価方法を開発し加えていく方針だ。そうした意味では，今改定は2025年へ向けた入院基本料改革のスタートの年であると言える。

■療養病床問題と介護医療院創設

介護報酬改定の最大の目玉は，療養病床からの転換先である**介護医療院**だ。この療養病床問題は，実は日本の病院病床の歴史に深く根ざしている。これを先進各国の病院病床の歴史を振り返りながらもう一度見ていこう。

先進各国とも第二次世界大戦後，戦後復興に伴う景気回復や医療技術の進歩もあり，病院病床が急増する。そして1965年頃には日本も人口当たりの病床数は欧米と同じくらいのレベルに達した。

しかし，先進各国は1970年代のオイルショ

ックを契機とした経済後退期に，病院病床の構造改革を果敢に行う。各国とも病院という治療の場と生活支援や介護の場を明確に分離して，急性期病床を絞り込み，患者の地域移行を図った。そして急性期病床は1床当たりの職員数を増やし，平均在院日数を短縮することで効率化した。同時に地域ではナーシングホームなどの介護施設を増やし，患者の地域移行を図った。

ところが日本はこの流れに逆行した。1973年の老人医療費無料化を契機に，国際的な標準でいえばナーシングホームのような施設を病院化して，多くの社会的入院患者の病院への受入れに走ったのだ。そのツケが今になって回ってきていると言ってよい。

このため遅ればせながら今回，医療療養病床（25対1）の8万床，介護療養病床6.3万床の合計約14万床を病院病床から切り離し，介護医療院という介護施設に分離する。これが介護医療院創設の目的であり，地域医療構想における病床削減の大きな課題でもある。

介護医療院の報酬設定については，2017年11月の介護給付費分科会で方向性が固められた。**施設基準や基本報酬の水準は，介護療養型医療施設と介護療養型老人保健施設を参考に設定する**。ただし，療養室の環境を充実させる分，報酬水準を高く設定したうえで，**医療処置が必要な者や重度者が占める割合に応じて評価を行う**。そして，「日常的な医学管理が必要な重介護者の受入れ」，「看取り・ターミナル」等の機能と「生活施設」としての機能を兼ね備えた新しい介護保険施設を目指す。なお療養病床からの介護医療院への転換の経過期間は，介護保険事業計画における2期6年が設定されている。

介護報酬改定では，2025年の地域医療構想で推計される30万人の在宅を受け止める地域包括ケアシステムの充実強化が大きなテーマだ。介護報酬は0.54％の引上げを行ったが，同時に，**通所介護をはじめとする各種給付の適正化にも取り組む**としている。ただ，地域密着事業である看護小規模多機能型居宅介護や定期巡回・随時対応サービスのような24時間サービスや地域における看取りサービスは，これからますます重要となる。

今回の同時改定はまさに，2025年に向けた"医療と介護のクロスロード"である。ここから2025年を見通せば，病院病床から地域包括ケアシステムへの転換の道が大きく広がっているのが見て取れるだろう。

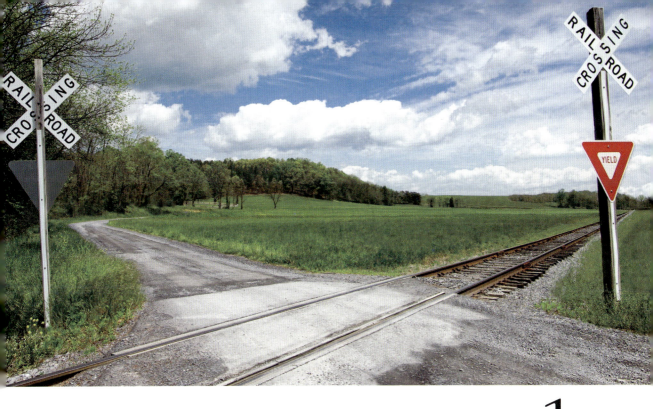

CHAPTER ONE　第1章
地域医療構想と
地域包括ケアのクロスロード

1 「地域医療構想」を読み解く

2014年6月に成立した「地域における医療及び介護の総合的な確保を推進するための関係法律の整備等に関する法律」(以下，医療介護総合確保法)に基づき，同年10月から**地域医療構想**が全国の都道府県でスタートした。

それから2年半が経過した2017年3月，全都道府県において地域医療構想の作成がほぼ完了した。

地域医療構想とは，団塊の世代すべてが後期高齢者となる**2025年の必要病床数を推計する試み**で，地域医療計画の一環でもある。

2017年3月に報道された地域医療構想の全国集計値によると，**病床数は2013年の134万床から2025年には119.8万床へと約15.6万床も減少**することがわかった。この119.8万床という集計値は，2015年6月に発表された内閣府の専門調査会の推計，115万～119万床の上限値に近い数字である(図表1-1)。

地域医療構想における病床推計方法

地域医療構想では，以下の前提で病床数の推計を行った。

これまで一般病床と療養病床という大きなくくりだった病床区分を，まず病期ごとに**①高度急性期，②急性期，③回復期，④慢性期**――の4つの医療機能区分に分けた(図表1-2)。

高度急性期，急性期，回復期については，レセプト情報から**医療資源投入量**という概念を用いて推計した。

医療資源投入量とは，**1日当たりの入院費のうち，医薬品，検査，手術，処置，画像などの医療資源の投入量**のことで，投入量の多い順に

図表1-1 2025年の医療機能別必要病床数の推計結果(全国ベースの積上げ)

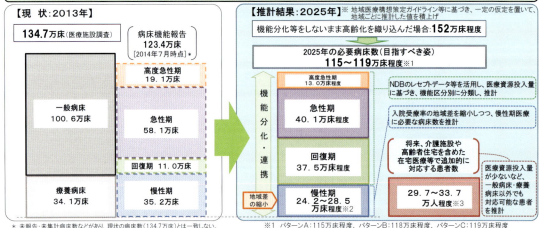

出典：医療・介護情報の分析・検討ワーキンググループにおける検討内容について，松田晋哉(医療・介護情報の分析・検討ワーキンググループ主査)

図表1−2 4つの医療機能

医療機能の名称	医療機能の内容
高度急性期機能	急性期の患者に対し，状態の早期安定化に向けて，診療密度が特に高い医療を提供する機能 ※高度急性期機能に該当すると考えられる病棟の例 救命救急病棟，集中治療室，ハイケアユニット，新生児集中治療室，新生児治療回復室，小児集中治療室，総合周産期集中治療室であって，急性期の患者に対して診療密度が特に高い医療を提供する病棟
急性期機能	急性期の患者に対し，状態の早期安定化に向けて，医療を提供する機能
回復期機能	○急性期を経過した患者への在宅復帰に向けた医療やリハビリテーションを提供する機能 ○特に，急性期を経過した脳血管疾患や大腿骨頚部骨折等の患者に対し，ADLの向上や在宅復帰を目的としたリハビリテーションを集中的に提供する機能（回復期リハビリテーション機能）
慢性期機能	○長期にわたり療養が必要な患者を入院させる機能 ○長期にわたり療養が必要な重度の障害者（重度の意識障害者を含む），筋ジストロフィー患者又は難病患者等を入院させる機能

高度急性期，急性期，回復期の機能区分に分けた。

具体的には，**医療資源投入量3000点以上を高度急性期，3000～600点を急性期，600～175点を回復期**と定義し，2013年のレセプトデータから病床機能区分ごとの患者数を推計した。次いで2025年の人口推計から同年の患者数を推計し，それを病床利用率で割り返して病床機能区分ごとの病床数を推計した。

ただし，慢性期については，療養病床が包括払いのため出来高の医療資源投入量の指標が使えないことから，別の指標を用いた。それが**療養病床の入院受療率**である。

入院受療率は都道府県格差が大きく，最大の高知県と最小の山梨県の間に5倍もの格差がある。この都道府県格差を収斂する方向，すなわち最大の高知県の入院受療率を山梨県の入院受療率へ収斂する方向で，慢性期の推計値が出されることになった。

また地域医療構想では，同時に在宅必要量も推計した。その際，**療養病床の軽症患者の医療区分1の70％と，一般病床の医療資源投入量の175点以下の患者を在宅へ移行する**——という前提を置いた。この結果，**2025年の在宅必要量は29.7万～33.7万人**，つまり約30万人と推計された。その内訳は，療養病床の医療区分1の70％が約20万人，一般病床の医療資源投入量1日175点以下（軽症者）が約10万人と想定されている。

厚労省は，一般病床の軽症患者は基本的には外来医療で対応し，療養病床の患者は，後述する「介護医療院」等への転換見込量を除いたうえで，外来，在宅医療，介護サービス等で対応する考えを示している。

療養病床は介護医療院等へ転換

上記で見たように，2025年に15万床削減，在宅必要量30万人——は実際に実現可能なのだろうか。その可能性と課題を見ていこう。

まず，減少が見込まれる15万床の大部分を占めるのが，実は休眠病床（非稼働病床）であることがわかっている。その数はおよそ9万床ということで，15万床のうち実際に稼働している病床は6万床にすぎない。

この6万床の大部分が，第2章で詳細を説明する療養病床であることは間違いない。なぜなら慢性期の療養病床は，2015年7月から始まった「療養病床あり方検討会」や，同検討会を引き継いだ社会保障審議会特別部会での検討の結果，2017年以降，介護施設である「**介護医療院**」に転換することになっているからだ。2018年の同時改定で介護医療院の介護報酬額が決められたあと，6年間の経過期間を経て，2023年までに療養病床は介護医療院等に順次転換していくことになる。

15万床の減少と言っても，このように空床と転換が予定されている療養病床であるので，その達成は病床数のうえからは可能と言えるだろう。

療養病床をめぐる世界の潮流と日本

ここからは療養病床問題を見ていこう。療養病床問題は，日本の病院病床の歴史に深く根差している。これを先進各国と比べながら振り返ってみよう。

先進各国とも第二次世界大戦後，戦後経済復興に伴う景気回復や医療技術の進歩もあって病院病床が急増する。そして1965年頃には，日本も欧米先進国も人口当たりの病床数は同じくらいのレベルに達した。

しかし，先進各国は1970年代のオイルショ

ックを契機とした経済後退期に，病院病床の構造改革に果敢に取り組んだ。**各国とも病院という治療の場と生活支援や介護の場を明確に分離して急性期病床を絞り込むと同時に，地域にナーシングホームやグループホームを建設し，患者の地域移行を図った。**そして急性期病床では1床当たりの職員数を増やし，平均在院日数を短縮することで効率化を図った。

ところが日本はこの流れに逆行した。**1973年の老人医療費無料化を契機に，国際的な基準でいえばナーシングホームのような施設を病院化**して，多くの高齢患者の社会的入院の受入れに走った。

その増加が急激であったことから，医療法上の医師・看護師の配置基準も満たさないような老人病院が続々と現れた。しかも，これらの人員配置基準を満たさない老人病院を「**特例許可老人病院**」，さらにその特例許可すらも満たさない病院を「**特例許可外老人病院**」として医療法で追認することまで行った。さらにこうした老人病院は出来高払いであったので，薬漬け・検査漬けが社会問題となった。この是正のため**介護力強化病院制度，療養型病床群，療養病床**へと制度を変えてきたのである。

このように元をたどれば，特例許可老人病院のツケが今になって回ってきているのが療養病床問題と言ってよい。

このため日本の病院病床は，病床機能が医療と介護が未分化で，国際的な病院病床の定義からみれば過剰で，1床当たりの職員数は相対的に不足し，平均在院日数は長い――という状況が続いた。例えばアメリカは人口3.8億人だが病院数は6000しかない。それに対して日本は人口1.2億人で8000病院を抱えている。人口がアメリカの3分の1の日本に，アメリカの1.3倍の病院がひしめいているのだ。

今回の地域医療構想は，こうした日本の病院病床の構造改革の一環といえる。遅ればせながら今回，療養病床，特に介護療養病床を病院から切り離して介護医療院のような介護施設に分離しようとしており，これが地域医療構想における15万床削減の多くを占めることは先述したとおりだ。

さて地域医療構想では，同時に30万人の在宅への移行も進めることになる。ただ在宅といっても，自宅ばかりが在宅ではない。介護老人福祉施設である特別養護老人ホーム（特養），介護老人保健施設（老健），有料老人ホーム，ケアハウス，サービス付き高齢者向け住宅（サ高住）など様々な介護・医療サービスを受けられる居住系施設を充実させなければならない。

特にわが国で遅れているのが，ケア付き住宅の整備である。すでにデンマークのような北欧先進国では，1990年代の終わりに高齢者の住宅政策を特養のような介護施設からケア付き住宅へと転換している。先進各国ともこうした住宅政策の転換を90年代に行い，ケア付き住宅の整備を行った。このためわが国でも，これも遅ればせながら2011年に高齢者住まい法を改正して，サ高住の整備が始まったところだ。

このように2025年に向けて，**病院から介護施設へ，そして特養のような介護施設からケア付き住宅へと政策の軸足が移っていく。**「もっぱら在宅，時々入院」と言われるように，自宅，居住系サービス，介護施設を組み合わせて，住み慣れた地域で安心して暮らせる地域包括ケアシステムが政策の中心となっている。

医療・介護業界のマンパワー不足

しかし，こうしたハコモノ政策だけでは2025年の巨大な高齢者人口の塊を支えることはできない。支えるためのマンパワーが大事だ。ところが，若年人口は確実に減る。2015〜2025年に全人口は455万人も減る。内訳は**65歳以上人口の290万人増に対して，生産年齢人口は558万人減**となる。

2025年には介護職員が253万人必要となるが，供給見込みは多く見積もっても215万人，**約38万人の介護職員不足**が見込まれている。訪問看護師は現在3万人だが，2025年には15万人が必要とされる。

最新の国勢調査では，労働力人口が前回調査より217万人減の6152万人になった。こんなに労働力人口が減ったことは今までになかった。

また，産業分野別の人口構成も劇的に変化し

ている。就業人口の最多は今でも製造業の955万人だが，2000年と比べて244万人も減少し，2番目の卸売業・小売業も239万人減の900万人だ。一方，**3番目の医療・福祉は275万人増の702万人で，全国で医療・福祉の就業人口が全就業人口の11.9%を占める**という。10年後の2025年，医療・福祉の就業人口が全産業でトップとなることは間違いない。

このような就業人口の産業別構成比の激変をもってしても人手不足が見込まれているのが，医療・介護・福祉業界だ。

こうしたなか，2016年に内閣官房まち・ひと・しごと創生本部事務局地方創生総括官に就任した唐澤剛氏は都内の講演で，「**今後ますます深刻化する人手不足に対応するためには，（1）医療介護スタッフの総合力の評価，（2）ICT，移動支援機器，ロボットの活用，（3）複数資格取得者の評価——が必要**」と提案した。2025年へ向けて医療・介護福祉業界の「働き方改革」が地域医療構想の実現にとって喫緊の課題だと述べている。

働き方改革とマンパワー対策こそがこれからの医療・介護福祉政策の中心課題である。

参考文献

朝日新聞デジタル版「入院ベッド15万病床削減　地域医療構想で25年までに」2017年4月2日 http://www.asahi.com/articles/ASK4226JHK42UBQU001.html?iref=com_apitop

2 「第7次医療計画」が2018年からスタート

2018年から始まる**第7次医療計画**へ向けて，「医療計画の見直し等に関する検討会」（座長：遠藤久夫学習院大学経済学部教授。以下，見直し検討会）が2016年5月よりスタートした。以下では，この見直し検討会の検討内容を見ていこう。

今回の医療計画の見直しでは，2014年6月に成立した医療介護総合確保法によって導入された「地域医療構想」や「地域包括ケアシステム」を新たな医療計画に反映することが大きな課題となっていた。

医療計画見直し検討会

医療計画とは都道府県が策定する医療提供体制の基本計画で，1985年の医療法改正で導入されて以来，これまで5年に1回の見直しを都合6回行ってきた。

見直しに当たっては「見直し検討会」が厚労省の医政局に設けられ，関係者による検討が行われる。そしてその検討結果に基づいて，厚労省は「医療計画の策定に係る指針」を厚生労働大臣告示や医政局長通知・指導課長通知として，医療計画の見直し前年に各都道府県の知事宛てに発出する。

前回の第6次医療計画の見直し検討会は，2010年から2011年にかけて筆者が座長を務めて検討を行った。このときのテーマは医療圏見直し，疾病・事業ごとのPDCAサイクル推進のための指標の導入，それまでの4疾患に精神疾患を追加し，5疾患としたことなどであった。

前回の見直し検討会と今回の見直し検討会の間の環境変化としては，前述したように医療介護総合確保法が2014年6月に成立し，地域医療構想や地域包括ケアシステムが導入されたことである。このため2018年からスタートする第7次医療計画では，地域医療構想や地域包括ケアシステムを医療計画に反映させることが大きな課題となっている。

具体的には，従来から医療計画で用いている二次医療圏の見直しや，二次医療圏ごとの基準病床算定式と地域医療構想の必要病床数との整合性をどのように図るか，地域包括ケアシステムと関係する介護保健事業計画と医療計画との間の調整，医療圏の課題，5疾患5事業とその評価指標の課題――などがある。

これらの課題を検討するため，見直し検討会のもとに「地域医療構想に関するワーキンググループ」と「在宅医療及び医療・介護連携に関するワーキンググループ」の2つのワーキンググループが設置された。なおこれまで医療計画は5年サイクルで見直していたが，**第7次医療計画からは介護保険事業計画の3年サイクルと合わせるため6年サイクルとなる**。これも今回の医療計画の変更点の一つとなっている。

では，「医療圏見直し」，「基準病床数制度」，「5疾患と医療計画と指標設定」など個別の項目について順次見ていこう。

医療圏見直し

まず**医療圏見直し**について，2011年に行われた前回の第6次医療計画見直し検討会では，「人口20万人以下」「患者流入率20％未満」「患者流出率20％以上」との基準を設け，見直し対象医療圏とした。この基準に該当する医療圏は2011年時点では87医療圏あったが，結局，実際に見直しが行われたのは3県の18医療圏にとどまった。同じ基準を用いて2014年時点の状況をみると，見直し該当医療圏は78医療圏となり，2025年時点には90医療圏へと増える見込みだ。経年的な医療圏の人口減少により，見直し該当医療圏の数が増えているのだ。

また，脳卒中や急性心筋梗塞などの救急疾患では，医療機関への緊急搬送時のアクセス時間も医療圏の設定においては重要だ。一方，救急疾患に比べてアクセスに時間的余裕のあるがんなどの疾患では，医療機関の治療実績を考慮した医療圏設定が必要になる。以上より新医療計画の作成に当たっては，**2025年を見据えた人**

口動態に応じて二次医療圏の見直し行うこと，さらに疾病・事業ごとに柔軟な医療圏設定を行うことが必要である。東京都が地域医療構想の策定において，従来の病床整備のための「病床整備区域」（二次医療圏）と疾病事業ごとに設定した「事業推進区域」とに分けることにしたのがその一例だ。

基準病床見直し

次に基準病床数制度に関する論点を見ていこう。基準病床数制度は，二次医療圏における一般病床，療養病床の病床規制を行ううえでの全国統一の基本算定式を定めている。算定式は以下のとおりだ（図表1－3）。

一般病床の場合は，（性別・年齢階級別人口×性別・年齢階級別一般病床退院率×平均在院日数＋流入入院患者数－流出入院患者数）÷病床利用率。療養病床の場合は，（性別・年齢階級別人口×性別・年齢階級別長期療養入院・入所需要率－介護施設対応可能数＋流入入院患者数－流出入院患者数）÷病床利用率。

上の式のうち「平均在院日数」は，「直近の病院報告における平均在院日数から（5年間で）1割短縮する（年換算すると2％）」という条件づけがなされている。また「病床利用率」は，「直近の病院報告における年間の病床利用率」と設定されている。

このうち平均在院日数については，その地域差が今回の見直し検討会で論点として挙げられた。例えば地域ブロックごとに平均在院日数の動向を調査したところ，東北や近畿，九州では平均在院日数が想定どおりに短縮していなかった一方，想定より早いスピードで短縮している地域もあった。このため平均在院日数は，**地方ブロックごとの経年変化を踏まえた日数を設定**することになった。

その際，平均在院日数が全国平均を下回る場合は，当該ブロックの直近6年の短縮率を用いる。全国平均を上回る場合は，「全国地＋a」と当該ブロックの直近の短縮率を比較し，より高い短縮率を用いる。「a」は地域差を是正するために適した値とし，今回は「＋1」となった。理由は，直近6年間の全国値の変化率が約11％，最も変化率の大きいブロックが13％であることから，その差を縮める観点から間をとって12％とし，aを＋1と定めることとなった。

図表1－3　現行の基準病床数（一般・療養）の算定式

二次医療圏ごとに①、②、③の合算値を基準病床数として算定

①一般病床

$$\frac{\left[\begin{array}{c}性別・年齢\\階級別人口\end{array}\right] \times \left[\begin{array}{c}性別・年齢階級別\\一般病床退院率\end{array}\right] \times \left[平均在院日数\right] + \left[\begin{array}{c}流入\\入院患者数\end{array}\right] - \left[\begin{array}{c}流出\\入院患者数\end{array}\right]}{\left[病床利用率\right]}$$

②療養病床

$$\frac{\left[\begin{array}{c}性別・年齢\\階級別人口\end{array}\right] \times \left[\begin{array}{c}性別・年齢階級別長期\\療養入院・入所需要率\end{array}\right] - \left[\begin{array}{c}介護施設\\対応可能数\end{array}\right] + \left[\begin{array}{c}流入\\入院患者数\end{array}\right] - \left[\begin{array}{c}流出\\入院患者数\end{array}\right]}{\left[病床利用率\right]}$$

※①、②の算定については、二次医療圏ごとに流出入を加味し病床数を算出するが、その都道府県単位の合計数は、流出入がないとして積み上げた都道府県単位の合計数を超えることができない。

③流出超過加算

都道府県における流出超過分の1／3を限度に加算

出典：第3回医療計画の見直し等に関する検討会，資料1，2016年7月15日

病床利用率については，一般病床は76％を下限に，療養病床は90％を下限とすることになった。

基準病床数と地域医療構想の病床必要量との関係

次に医療計画の「基準病床数」と地域医療構想の「病床必要量」との関係について検討された。

例えば東京都や大阪府など，現状の既存病床数がすでに基準病床数を上回っている都府県は，本来であれば増床できない。しかし，地域医療構想のなかで新たに定めた「病床の必要量」（2025年に必要となる病床数）は，都市部の高齢化によって既存病床数をはるかに超えるという問題が生じている。

これに対して以下のような対応案が提示された。

- 高齢化の進展に伴う医療需要の増加を6年サイクルの医療計画の中間年（3年目）で評価し，医療計画の見直しを行う
- 医療需要の増加を毎年評価するなど基準病床数を確認する
- 医療法の「基準病床数算定時の特例措置」（急激な人口増，特定疾病の罹患者の異常増などがある場合には基準病床数を増やせる）で対応する

図表1－4に上記の考え方の取りまとめを示した。このように地域医療構想に合わせて地域医療計画を小刻みに見直すことで，両者の間の整合性を図ろうとしている。

5疾病5事業＋在宅医療と医療計画，指標設定

第6次医療計画では，5疾病（がん，脳卒中，急性心筋梗塞，糖尿病，精神疾患），5事業（救急医療，災害医療，へき地医療，周産期医療，小児医療）＋在宅医療が設定されている。第7次医療計画ではこれを維持しつつ，以下のようなさらなる取組みが検討された。まず5疾病に

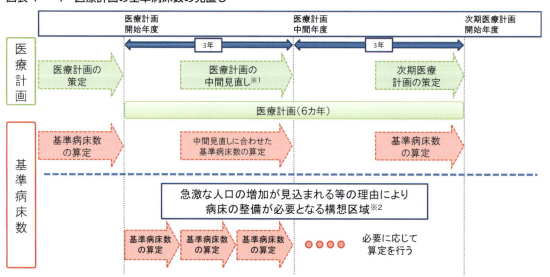

図表1－4　医療計画の基準病床数の見直し

※1　医療法第30条の6　都道府県は，3年ごとに第30条の4第2項第6号に掲げる事項及び次の各号に掲げる事項のうち同号に掲げる事項その他厚生労働省令で定める事項に関するもの（次項において「居宅等医療等事項」という。）について，調査，分析及び評価を行い，必要があると認めるときは，当該都道府県の医療計画を変更するものとする。
　一　第30条の4第2項各号（第6号を除く。）に掲げる事項
　二　医療計画に第30条の4第3項各号に掲げる事項を定める場合にあっては，当該各号に掲げる事項
※2　既存病床数が基準病床数を上回り（病床過剰地域），かつ病床の必要量が基準病床数を上回る，という状況が想定される構想区域。

出典：第3回地域医療構想に関するWG，2016年9月23日

ついて見ていこう。

①がん

がん均てん化の観点のもと，がん診療連携拠点病院や地域がん診療病院の整備により，拠点病院空白二次医療圏は2014年4月の108カ所から2016年4月の75カ所まで減少した。一方，最新のゲノム医療や高度な放射線治療機器（粒子線治療機器）などをすべての拠点病院で実施することは非現実的であることから，拠点施設の連携や集約化も考慮することとされた。このため指標として，「**拠点病院のない二次医療圏における地域がん診療病院の整備状況**」を追加する。なお，がん対策の具体的内容については「がん診療提供体制のあり方に関する検討会」で検討を行う。

②脳卒中

現状の「急性期治療（搬送後1時間以内のt-PA治療や脳血管内治療）」などを踏まえた医療提供体制を構築しつつ，脳卒中後の要介護状態の患者を減らすために，発症早期のリハビリテーション，回復期，維持期のリハビリにも切れ目なく移行できるよう，医療機関相互の連携を図る。指標として「**脳梗塞に対する脳血管内治療の実施件数**」などを加える。

③急性心筋梗塞

疾病名を「**心筋梗塞等の心血管疾患**」に見直す。回復期，慢性期を含めた医療体制を整備し，医療機関だけでなく，かかりつけ薬剤師・薬局の活用を含め連携を図る。新たな指標には「**来院90分以内に冠動脈再開通達成率**」「**心臓リハビリテーション実施件数**」を追加するほか，「**慢性心不全患者の再入院率**」など回復期・慢性期についての指標も追加する予定である。

④糖尿病

発症予防・重症化予防に重点を置いた対策を推進する。医療機関や薬局，保険者などが連携し，健診者・治療中断者へ受診勧奨する体制を構築する。医療従事者が地域での健康づくりや疾病予防に参加できる機会も確保する。新規指標には「**糖尿病透析予防指導管理料の算定件数**」などを追加する。

⑤精神疾患

精神障害にも対応した地域包括ケアシステム構築に向け，重層的な連携による支援体制を整える。多様な精神疾患ごとの対応を可能にするため，各医療機関の機能を明確化し，「**都道府県・二次医療圏を集計単位とした指標**」を追加する。精神疾患については次項でさらに詳しく解説する。

なお5疾病への追加対象として**ロコモティブ・シンドローム（運動器症候群）**と**フレイル（虚弱）**が挙がった。**いずれの対策も重要という点で委員の意見は一致したが，5疾病への追加は見送られた**。ただし，都道府県が必要と認める場合には対策を盛り込むことができ，フレイル等の対策は「**保健・医療・介護（福祉）の総合的な取組み**」として記載することになる。

次に5事業＋在宅医療について見ていこう。

①救急医療

救命救急センターの重症段階評価を見直し，地域連携の観点をいっそう取り入れる方針を提示した。指標としては「**地域ごとの受入れ困難事例数・割合**」を設定することなどを示した。

②災害医療

災害拠点病院も含めて医療機関の事業継続計画（BCP）の策定がまだ十分でないことを踏まえ，**BCP研修体制や，災害時の医薬品供給などに関する医療機関間の連携**のあり方についても提示した。

③へき地医療

へき地における巡回診療実績に基づき，へき地医療拠点病院の要件見直しが提案された。

④周産期

「周産期医療体制整備計画」を医療計画に一本化し，基幹病院へのアクセス範囲や医療資源の実情を考慮した圏域設定を行う。指標として「**小児周産期災害リエゾンが参加した災害実働訓練の実施回数**」を設定する。

⑤小児医療

小児中核病院，地域小児医療センターの空白医療圏に**小児地域支援病院**（仮称）を設定する。

⑥在宅医療

ストラクチャー指標ではなく，医療サービスの実績に着目した指標を充実させることとした。

こうした医療計画の項目にもしっかり目を通

しておこう。**医療計画と診療報酬は地域医療を推進する際のいわば車の両輪ともいうべき存在**だ。診療報酬は全国一律で定められているが，**医療計画は都道府県ごと二次医療圏ごとに策定**される。この2つが組み合わされて，それぞれの地域の事情に合わせた医療提供体制が構築されていくからだ。

参考文献

厚生労働省　医療計画の見直し等に関する検討会
　http://www.mhlw.go.jp/stf/shingi/other-isei.html?tid=127276

③ 「精神科医療計画」と「地域包括ケア」

2018年は医療計画見直しの年だ。医療計画とは先述したように，都道府県が作成する医療提供体制の基本計画である。これまで医療計画は5年に一度見直されてきて，現在進行中の医療計画は第6次医療計画だ。この見直しが今年2018年にある。

2018年からスタートする第7次医療計画の見直しに当たって，国は2016年に厚労省医政局に「医療計画の見直し等に関する検討会（座長：遠藤久夫学習院大学経済学部教授）」を発足させて議論を重ねてきた。この検討会の議論を受けて，国は「医療計画見直しの指針」を作成し，各都道府県に向けて2017年度末に発出する。

医療計画は国の指針をベースに，都道府県が二次医療圏ごとの病床整備計画とともに疾病ごと，事業ごとの計画を示すことになっている。疾病にはがん，脳卒中，急性心筋梗塞，糖尿病，精神疾患，事業には救急医療，災害時における医療，へき地の医療，周産期医療，小児救急医療を含む小児医療，在宅医療等その他——が含まれている。

今回はこの医療計画のうち，精神疾患に関する課題を見て行こう。

精神病床の現状とその改革

わが国の精神病床数は33万床で，先進各国のなかで人口当たりの精神病床数は世界一。日本だけで世界全体の精神病床数の2割を占めているといわれる精神病床大国だ。その**在院日数も300日となっており，先進各国の20日以下に比べて極端に長い**。

歴史を振り返れば，実は1960年代ごろは今とは逆に，先進各国の人口当たりの精神病床数は日本の3～4倍もあった。しかし先進各国は1970年代から90年代にかけて精神病床数を急速に絞り込み，患者の地域移行を促した。日本はそうした世界のトレンドとは逆に，1960年ごろから精神病床数を増加させた。この背景には，1964年，アメリカの駐日大使ライシャワー氏が統合失調症の患者に刺されたことなどをきっかけに始まった，精神病患者の隔離収容政策が影を落としている。

こうした状況のなか，厚労省も手をこまねいてばかりいたわけではない。まず2002年12月，厚労省の社会保障審議会・障害者部会精神障害

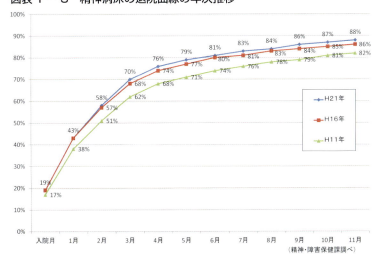

図表1-5　精神病床の退院曲線の年次推移

出典：精神科医療の機能分化と質の向上等に関する検討会（第1回），2012年3月23日

分会は「今後の精神保健医療福祉施策について」において、「今後10年のうちに『受け入れ条件が整えば退院可能』な7.2万人の退院・社会復帰を目指す」ことを提言した。その結果、2002年から2014年に精神病床1.8万床、入院患者数3.6万人が減少した。

次に2004年9月、厚労省の精神福祉対策本部は「精神保健医療福祉の改革ビジョン」(以下、改革ビジョン)を公表した。改革ビジョンでは、「入院医療中心から地域生活中心へ」という基本方策を推進するため、国民の意識の変革や、立ち後れた精神保健医療福祉体系の再編と基盤強化を今後10年にわたって進めると提言した。さらに2013年からスタートした第6次医療計画では、精神疾患が5番目の医療計画対象疾患として加えられ、医療計画においても精神科病床の機能分化と連携の検討が進むことになる。

精神疾患の医療計画見直し

冒頭の医療計画見直し検討会では、2018年からスタートする第7次医療計画における精神疾患の医療提供体制について、①長期入院精神障害者の地域移行、②精神障害にも対応した地域包括ケアシステムの構築、③多様な精神疾患等への対応──の3点を挙げている。以下、これを見て行こう。

①長期入院精神障害者の地域移行

先に述べたように、わが国の精神科病床の在院日数は先進各国と比べて極端に長い。この在院日数の内訳を2008年の精神科病床の入院患者動態で見てみよう(図表1-5)。

2009年(平成21年)時点で、精神科病院への年間の新入院患者は37.8万人、そのうち入院から3カ月未満で退院するのは26万人(70%)、1年未満で退院するのは33万人(88%)である。しかし1年以上入院を継続する患者が4.5万人(12%)おり、その時点で**1年以上入院の患者数は、それまでの累積を含めると20.7万人となり、病床数33万床の63％を占めていた**。こうした長期入院患者のなかには、20年以上の長期入院患者が実に2割近くも占めていた。

なぜ1年以上も入院する長期入院患者(認知症を除く)が発生するのだろう。それは、このなかに精神科治療に抵抗する、いわゆる「**重度かつ慢性**」の患者群の存在が挙げられる。こうした「重度かつ慢性」の患者の発生割合が2015年の厚生労働科学研究(安西班)の研究成果より明らかになった。それによると、「**重度かつ慢性」患者は、1年以上の長期入院患者の6割を占めている**。これは逆に言うと、残り4割は地域移行が可能な患者であることも示している。

以上から、精神科入院患者の患者動態は以下のようにまとめることができる。

入院から3カ月未満の患者(急性期)、3カ月から1年未満の患者(回復期)、1年以上の長期入院患者(慢性期)。そして長期入院患者は、「重度かつ慢性期」患者とそれ以外の地域移行が可能な患者に分けられる。

こうした患者の病期別の退院率(残存率)に基づく入院需要(患者数)推計と、地域移行に伴う基盤整備量を考慮して、精神病床の基準病床数を以下の式のもとに算定することになった(図表1-6)。

(2020年度末の入院需要〈患者数〉＋流入入院患者—流出入院患者)÷病床利用率

なお精神病床に関する医療計画は、障害福祉計画との整合性をとって作成する。次期医療計画は2018年にスタートして6年間続く。一方、障害福祉計画は2018年から2020年までの3年間の計画である。このためまず2020年まで、すなわち次期医療計画の中間年までの目標を設定し、さらに地域医療構想の目標年の2025年へ向けての長期目標も合わせて定めることとなった。

それでは、これまでの障害福祉計画における目標値を振り返ってみよう。

障害福祉計画は第3期の2012年から目標値を設定していて、2015年から開始された第4期においては、入院後1年時点の退院率を2017年に91％以上、2017年6月末時点の1年以上の在院者数を2012年6月末時点の患者数から18％以上削減──という目標値を立てている。この実施状況を見て、第5期の障害福祉計画を定めることになる。

図表１－６　精神病床における入院需要及び地域移行に伴う基盤整備量の目標値

急性期：3ヶ月未満の入院、回復期：3〜12ヶ月未満の入院、慢性期：12ヶ月以上の入院

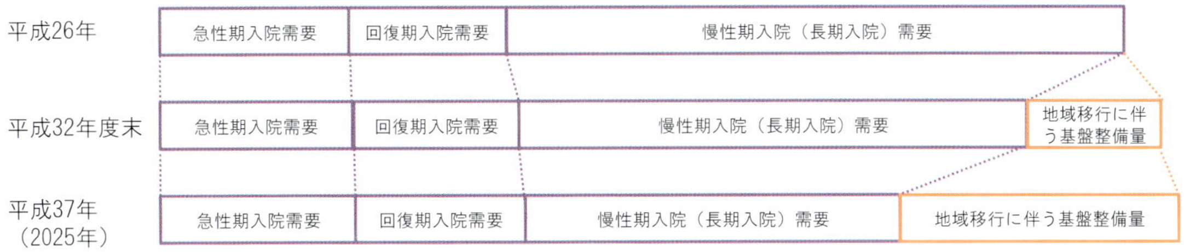

平成26年	急性期入院需要	回復期入院需要	慢性期入院（長期入院）需要	
平成32年度末	急性期入院需要	回復期入院需要	慢性期入院（長期入院）需要	地域移行に伴う基盤整備量
平成37年（2025年）	急性期入院需要	回復期入院需要	慢性期入院（長期入院）需要	地域移行に伴う基盤整備量

出典：精神病床における基準病床数の算定式について（第7回医療計画の見直し等に関する検討会，2016年11月24日）

②精神障害にも対応した地域包括ケアシステムの構築

精神障害者が地域の一員として安心して自分らしい暮らしをすることができるよう，医療，障害福祉，介護，住まい，社会参加（就労）が包括的に確保された地域包括ケアシステムの構築を目指すこととした。こうした基盤整備のために，圏域ごとの保健・医療・福祉関係者による「**協議の場**」を通じて，精神科医療機関，一般医療機関，地域援助事業者，市町村などとの重層的な連携による支援体制を構築することとなった。

なお，「圏域」は市町村の日常生活圏，障害保健福祉圏域（広域市町村圏），二次医療圏を基本とした精神医療圏，都道府県の3層構造となっている。

③多様な精神疾患等への対応

2018年スタートの第7次医療計画では，多様な精神疾患等に対応できる医療連携体制の構築へ向けて，それぞれの医療機能を明確化することとなった。

多様な精神疾患とは，統合失調症，認知症，児童・思春期精神疾患，精神科救急，身体合併症，自殺未遂，うつ，PTSD，依存症，てんかん，高次脳機能障害，摂食障害，災害医療，医療観察──を指す。これらに対して，都道府県拠点機能，地域連携拠点機能，地域精神科医療提供機能が階層化される。

こうした多様な精神疾患ごとの拠点機能に関する医療機能の要件は，都道府県ごとに設置される協議の場を通じて，地域の実情を勘案して個別に設定し，医療計画に明記することとされた。

わが国の精神病床の歴史を振り返り，2018年から始まる第7次医療計画における精神疾患の医療計画ついて紹介した。全国33万床の精神科病床は今，大きな転換期にある。2018年は先述したように第7次医療計画のスタート年，そして3年に1回の障害福祉計画のスタート年だ。さらに6年に1回の診療報酬・介護報酬同時改定の年でもある。これらが惑星直列のように1直線に並ぶのが2018年なのだ。

このときを逃して大きな改革はできない。2018年を精神病床改革の大きな節目の年としたいものだ。

参考文献

厚生労働省「医療計画の見直し等に関する検討会」資料（医療計画における5疾患の現状と課題について）2016年10月7日

4 地域医療計画と介護保険事業計画のクロスロード

2018年度から新たに**第7次医療計画**がスタートする。医療計画は医療提供体制の基本計画で，これまで各都道府県が5年ごとに見直していた。しかし**新医療計画では，この見直しサイクルを6年に延長し，3年目の中間年にも見直しを行う**こととした。理由は，市町村で作成する介護保険事業計画が3年サイクルであるため，このサイクルに合わせて両計画の整合性を取りながら一体的に推進するためである。

本章では，地域医療計画と介護保険事業計画の2つの計画が交わるクロスロードを見ていこう。

医療計画と介護保険事業計画の協議の場

そもそも医療計画は都道府県が，介護保険事業計画は市町村が計画策定を行ってきた。それゆえ両者の整合性をとり一体的に計画を策定することは容易なことではない。そのため2016年10月に開催された医療介護総合確保促進会議（以下，促進会議）では，多くの委員から2つの計画の整合性をとるための「**協議の場**」「**調整の場**」の設置を求める意見が相次いだ。

この促進会議とは，2014年6月に成立した医療介護総合確保法に基づき，「地域における医療及び介護を総合的に確保するための基本的な方針（総合確保方針）」を定めるに当たって関係者の意見を反映するために設けられた会議である。座長は田中滋慶応大学名誉教授が務めていて，事務局は厚労省の医療介護政策連携推進課が担当している。

促進会議では2018年にスタートする第7次医療計画と第7期介護保険事業（支援）計画の基本方針をすり合わせて，整合的で一体的な計画とするための総合確保方針を2016年の年末までに取りまとめることとしていた。

図表1-7はこの総合確保方針のタイムスケジュールだ。**総合確保方針は両計画の上位におかれ，医療計画や介護保険事業（支援）計画の方針の基本をなす**と位置づけられている。

この促進会議において，井上由起子構成員（日本社会事業大学専門職大学院教授）が両計画の協議の場について，「県と市町村の担当者で構成されるタスクフォース」を一時的に設置し，集中協議を行うことを強調した。また今村聡構成員（日本医師会副会長）や大西秀人構成員（香川県高松市長）らは，協議の場に対する「県による市町村の支援」の必要性を訴えた。また小林剛構成員（全国健康保険協会理事長）も「都道府県に（その支援のための）担当部局を設置すべき」とした。

こうした意見を踏まえて促進会議は2016年末，医療介護総合確保法の告示の一部改正を行った。ポイントは，①**都道府県の医療計画，市町村の介護保険事業計画の作成にあたっての「協議の場」の設置，②計画の作成区域の整合性の確保，③基礎データ，サービス必要量等の推計における整合性の確保**——である。

例えば協議の場で検討すべきことは，都道府県で作成する地域医療計画の一環である地域医療構想の慢性期・在宅の部分と，介護保険事業計画の整合性だ。先述のように，地域医療構想では療養病床に入院する軽症患者，医療区分1の患者の7割を在宅医療や介護サービスで対応することとしている。このため特に「在宅医療」などの必要量について，介護保険事業計画との整合性を確保した計画づくりが不可欠となる。

地域における医療・介護データの統合

たしかに次回の医療計画に反映される地域医療構想は，二次医療圏単位ごとに設置された地域医療構想調整会議で議論が進んでいる。また，その議論の基礎データも，広域市町村圏である二次医療圏単位のデータが示されている。一方，介護保険事業計画は市区町村単位で作成する。このため，そもそも作成する圏域が異なる。また，地域医療構想のデータを介護保険事業計画では市町村単位に落とし込まなければならない。こうしたなか，「協議の場」でどのような

図表1-7　医療と介護の更なる連携の促進に向けて～今後の議論の進め方～

○ 今後、平成30年度の医療計画と介護保険事業（支援）計画に向けた医療計画基本方針と介護保険事業計画基本指針が策定されることとなる。

○ 総合確保方針については、これらの基本方針（指針）の基本となるべき事項等を策定するため、
　・医療介護連携に求められる**現場での取組や課題等**
　・医療介護連携に求められる**計画の進捗状況や進め方等**
について御議論いただきながら、とりまとめに向けた議論を行い、**年内のとりまとめ**を目指す。

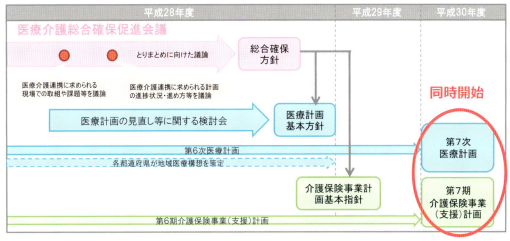

出典：総合確保方針の改定に向けた検討について

データを基に議論を行うべきか戸惑うところだ。

筆者も東京23区のうち文京区，葛飾区，練馬区の在宅医療関連の協議会の座長を務めている。こうした協議会は医師会，歯科医師会，薬剤師会の三師会の会長や介護関連の事業団体や訪問看護事業者団体のメンバーが委員となり，区の担当者が事務局となって運営している。こうした会議でも話題になるのは，地域医療構想と介護保険事業計画との関係だ。区のなかでもそれぞれの担当部署が異なり，また会議体も別々なので，地域医療構想と介護保険事業計画の関連，特に在宅医療，介護を2つの計画と関連づけて議論することは容易ではない。このためこうした協議会では，筆者はいつも「**市区町村の医療・介護の統合データをもとに議論すべき**」と主張している。

医療と介護のケアサイクル

こうした統合データとしては，療養病床の医療区分1や訪問診療，老人保健施設の患者数という「ストック」から，先の在宅必要量を推定する方法も一つだ。

しかし，我々はこうした方法に対して，患者のフローから推計してはどうかと提案している。具体的には，**区や市の国保課や介護保険課が保有している診療報酬レセプトデータベースと介護報酬レセプトデータベース，要介護認定データベースを個人レベルで結合させて患者のフローを分析する方法**だ。こうした分析を行っている元日本医科大学教授の長谷川敏彦氏によれば，診療報酬と介護報酬を連結したデータを見ると，特に**後期高齢者で医療・介護は不可分**であり，**高齢者が医療と介護のサービスの間を循環的に回転する，いわば「ケアサイクル」を形成している**ことが一目でわかるという。

長谷川敏彦氏によれば，例えば男性は死亡するまでに3～5回のケアサイクル，女性は5～7回のケアサイクルを回転するという。そしてそのサイクル数から地域包括ケアにおける医療・介護のサービス量を発生源ベースで推計でき，また同時にどのようなケアサイクルを経た個人

がどのようなアウトカムになるかを要介護認定データベースから確認できるという。

図表1－8に、脳卒中にり患した91歳の女性が死亡するまでのケアサイクルを示した。この女性は病院への入院や介護施設への入所を繰り返していたことがわかる。そして図表1－9を併せて見ると、その要介護レベルが段階的に下がっていたことが手に取るようにわかる。

この「ケアサイクル」の現状を2025年の人口動態に反映することで、2025年のケアサイクル量を推計することができ、そこからその区や市で提供すべき地域包括ケアシステムの医療・介護の量を推し量ることができるという。

こうした医療・介護の統合データベースとしては国保データベース（KDB）がすでに稼働している。今後、市区町村における地域包括ケアシステム構築支援へ向けて、KDBの利活用が期待されている。

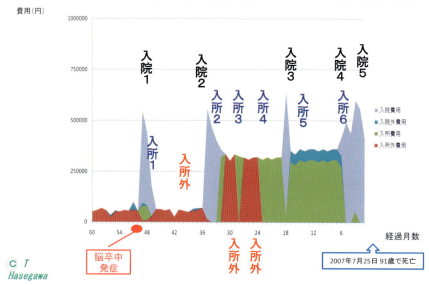

図表1－8　死亡前60カ月間の医療・介護費推移　91歳女性／介護主病名：脳卒中

出典：元日本医科大学教授　長谷川敏彦氏資料より

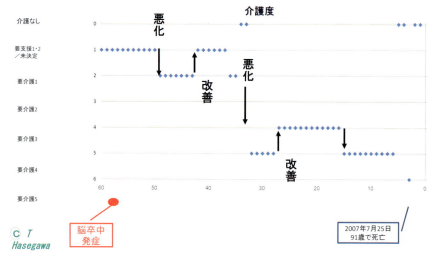

図表1－9　死亡前60カ月間の介護度推移　91歳女性／介護主病名：脳卒中

出典：元日本医科大学教授　長谷川敏彦氏資料より

死亡小票データベース

こうした医療・介護のデータ以外に我々が今注目しているのが，**死亡小票データベース**である。死亡小票である死亡診断書や死体検案書には，死亡場所と看取りを行った医療機関，死因分類などが記載されている。現在，総死亡数のおよそ 8 割は病院死亡が占めており，残りの 2 割が在宅または介護施設等における死亡だ。このうち特に在宅死亡のデータが重要だ。

在宅死亡は，在宅ケアのプロセスの最終アウトカムであるとも言える。つまり，**地域の在宅死亡データからその地域で必要とされる在宅ケア量が推計できる**のだ。こうした死亡小票データベースから現状の在宅ケア量を計測し，それもとに 2025 年の在宅ケアの必要量の推計を行ってはどうだろう。

都内のある区の死亡小票データを見たところ，在宅死亡数の約半数が自宅における在宅看取りで，残り半分が異常死（孤独死，孤立死）であることなどがわかった。そして異常死は前期高齢者の男性に多かった。単身独居の男性が孤独死，孤立死しやすいことがわかったら，地域における見守りの体制をどのように考えるかが課題だ。また，2025 年の在宅看取りを推計したところ，その区では倍増することが明らかになった。そしてその定量データをもとに必要な在宅医療サービス量の整備目標も立てられるようになった。

しかし，こうした死亡小票のデータは，現在その多くが電子化されていない。このため死亡小票の電子化とデータベース化がこれからの課題だろう。

そしてもう一つ忘れてはならないのが，**認知症の有病率から求めた，市区町村別の認知症の 2025 年における推計データ**だ。いまや認知症の有病率は，糖尿病の有病率の上昇とともに急上昇している。現在の認知症有病率は 65 歳以上人口の 15％であるが，2025 年には 20.6％に上昇し，その数 700 万人に達すると言われている。つまり **65 歳以上の 5 人に 1 人が認知症の時代**だ。また，認知症による行方不明者は 3 年連続で 1 万人を超している。こうしたなか，認知症の早期発見，早期治療のための対応策が地域包括ケアの一大テーマである。こうした認知症対策も 2025 年の近未来の定量データから議論する必要がある。

まずはこうしたデータ整備が「協議の場」に求められる。そして健診データ，医療レセプト，介護レセプト，要介護認定データ，死亡小票データ等の統合データベースの早急な構築とその利活用マニュアルの作成が求められている。

国保の都道府県への運営移管

いよいよ 2018 年度からは，これまで**市町村が保険者であった国民健康保険（国保）が，都道府県に運営移管される**ことになった。これにより都道府県が保険者として，国保の財政運営の中心的な役割を担うことになる。これは画期的な改革だ。もちろん今後とも市町村国保は保険料率の決定から徴収まで行い，療養の給付をはじめとする保険給付を行うことは変わらない。ただ，これからは**都道府県がこれら市町村国保の財政運営の実態を把握し，その財政責任を負う**ことになる。この意義は大きい。

医療，介護の提供体制は，財政の裏付けがなければいくら計画を立てたところでそれはスローガンでしかなく，絵に描いた餅に過ぎない。この点で介護保険は，介護保険料の徴収，介護保険事業計画の策定と執行を市区町村が行う。また都道府県は，国の基本指針に即して**介護保険事業支援計画**を定めている。

介護保険事業支援計画は介護サービスの整備計画であるとともに，各市町村の第 1 号被保険者の保険料の算定基礎となる計画だ。すなわち保険者自らが計画立案し，執行を行う体制が，介護保険ではできあがっている。これからはこうした仕組みを診療報酬にももち込むべきだ。

国民健康保険が都道府県に移管され，都道府県が保険者の一翼を担うことは，都道府県が立案する医療計画にも大きな影響を与えることになるだろう。これまで医療計画においても，都道府県はその推進に当たり補助金や再生資金等の配分で影響力を行使してきた。また公立病院や公的病院の病床許認可に知事権限を行使することも可能であった。都道府県が国保の保険者

として財政的な裏付けをもって参加することは，医療計画の実効性をさらに高めることになると考えられる。

そして中長期的にみれば，先のケアサイクルに明らかなように，**75歳以上の後期高齢者については医療と介護を一体的に運営すべきであり，保険制度も医療保険，介護保険を一体として扱うべき**だろう。こうした観点から，都道府県の市町村国保の運営移管の意義を今一度捉え直すべきだろう。

参考文献

厚生労働省「医療介護総合確保促進会議」資料（2016年10月31日） http://www.mhlw.go.jp/stf/shingi2/0000141607.html

長谷川敏彦　ケアサイクル論：21世紀の予防・医療・介護統合ケアの基礎理論　社会保障研究1（1），p57-75，2016

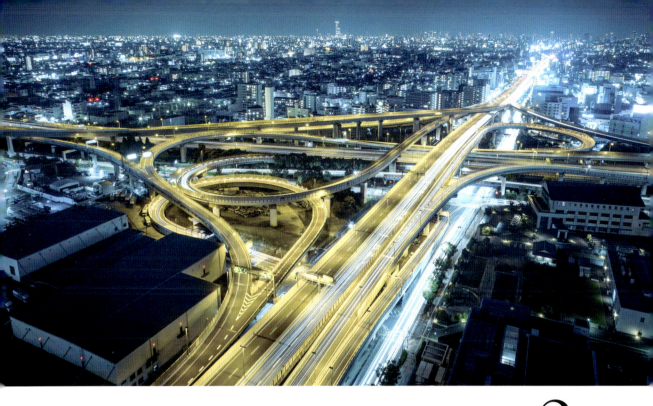

CHAPTER TWO 第2章

2018年診療報酬・介護報酬
同時改定の行方

1 2018年診療報酬改定の課題は何か

2018年は6年に1度の診療報酬・介護報酬同時改定の年である。また，都道府県が5年に1度策定する地域医療計画，市町村が3年に1度策定する介護保険事業計画のスタート年でもある。また，医療費適正化計画，次期データヘルス計画のスタート年でもあり，今その準備作業が急ピッチで行われている。

こうしたそれぞれ改定サイクルが異なる諸計画が一直線上にならぶ年は30年に1回。いわば「惑星直列の年」だ。団塊世代700万人が75歳以上の後期高齢者になる2025年を目前にした，改革の節目の年と言える。本章ではこうした惑星直列の2018年を前にした，同時改定を取り巻く状況と課題について振り返ってみよう。

財源なき改定

2018年同時改定を目前にして，2017年の年初から改定へ向けての議論が中医協や介護給付費分科会でスタートした。診療報酬改定の改定率は2017年12月18日に内閣から提示されたが，ネットマイナス1.19％改定だった。マイナス改定の理由は，まず財源がないことが挙げられる。医療，介護福祉，年金などの社会保障費の財源充当に期待されていた消費増税が先送りされているからだ。消費税8％から10％への消費増税は，もともと2015年10月に行われる予定だった。これがアベノミクスの足踏みに伴って2度にわたって延期され，2019年10月まで4年間先送りされた。**消費税を8％から10％に2％引き上げることで，およそ年間4兆円の税収があがる。これが4年間先送りされた結果，総額16兆円分の財源が消えたことになる。**もちろんすべてが医療，介護，年金の社会保障費に回るわけではないが，2019年10月まではこの財源が当てにできない。

このため安倍内閣は2015年6月の「骨太の方針2015」で，放っておいても増え続ける**医療・介護福祉・年金からなる社会保障給付費の自然増分を2016年から2018年の3年間で1兆5000億円程度（年度平均5000億円）に圧縮する**とした。このため2017年度予算では，本来なら自然増は6400億円のところ，1400億円圧縮して5000億円以内に抑え込んだ。この圧縮は2018年度も続く。塩崎前厚労相は2017年7月18日に開催された経済財政諮問会議を受けて，2018年度も計画のとおり1300億円圧縮して5000億円以内に抑制する方針を示した。その結果は「薬価制度改革などで示す」とした。

このため2018年同時改定は「**消費増税なき改定**」，5000億円への「**自然増圧縮改定**」となる。

さらには安倍首相が2017年10月の衆院選挙前に打ち出した全世代型の社会保障，高齢者のみならず保育，幼児教育を含めた社会保障へ向けてさらなる財源確保ということになれば，ネットマイナス改定は避けられず，本体部分へのプラス幅をどれだけ積み上げるかに争点が移った。結果は，自然増1300億円の圧縮が成功したこともあり，なんとかプラス0.55％にこぎつけることができた。

惑星直列改定

先述したように，2018年改定は団塊の世代700万人が後期高齢者となる2025年を前にした「惑星直列改定」である。2018年に起こることを列記してみよう。

この年は同時改定に加えて**第7次医療計画，第7次介護保険事業計画，第3期医療費適正計画**などが一斉スタートする年である。それぞれ改定サイクルが異なる改定項目が惑星直列のように縦一直線に並ぶのは30年に1度。その年が2018年である（図表2－1）。

この2018年を逃したら，団塊世代が後期高齢者になる2025年の前に大仕掛けを行える年はない。仕掛けとしては**診療報酬，介護報酬の同時改定で医療と介護の連携を行う**こと，そして**診療報酬で地域医療構想の推進を後押しする**こと，さらに**介護報酬で地域包括ケアシステムとそれを支える介護保険事業計画を後押しする**

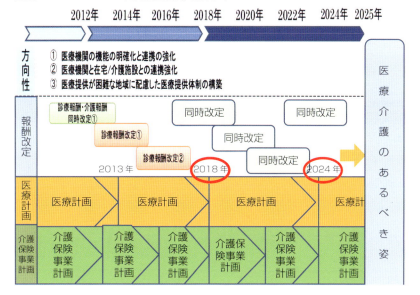

図表２−１　2018年は惑星直列改定の年

ことにほかならない。これらすべてが惑星直列を目前に同時並行で審議・検討されている。このため2017年の4月からは厚労省内の審議会，検討会がフル活動した。筆者が属する中央社会保険医療協議会（中医協）の専門組織，入院医療等の調査評価分科会（以下，入院医療分科会）も，2017年4月から月2回ペースで開催され，夏休みもなく大忙しだった。

こうした数多くの課題のなかから，次に診療報酬改定における入院医療改革と薬価制度改革について見ていこう。

入院医療改革

2016年12月14日の中医協では，2018年の診療報酬改定へ向けて以下の基本認識が確認された。

① 2025年に向けた医療介護ニーズの増大への対応体制構築のためには，2018年同時改定がきわめて重要な意味をもつ
② 今後の生産年齢人口減少のトレンドを考慮すれば，医療と介護の提供体制確保にあたっては2025年から先の将来を見据えた対応が必要となる

以上の基本認識を踏まえて，2016年12月14日・21日の中医協で，入院医療，DPC，外来・在宅医療，個別重点課題，医薬品・医療機器等が検討項目として挙がった。これらの項目から，ここでは入院医療を見ていこう。

入院医療については，中医協の診療報酬調査専門組織，入院医療等の調査・評価分科会（以下，入院医療分科会，分科会長・筆者）が，2016年度報酬改定の影響調査をもとに課題の抽出と整理を行った。

2016年改定では，**重症度，医療・看護必要度の要件の厳格化**を行った。これによって7対1病床が影響を受けた。中医協の報告によれば，7対1病床数は2016年4月時点で1540病院，36.6万床であった。これが1年後の2017年4月には**1.2万床減少して35.4万床**となった（図表２−２）。

2018年度同時改定でも2016年度改定と同様，7対1入院基本料の要件である重症度，医療・看護必要度の見直しと7対1病床の削減方針は続くだろう。なにしろ入院医療分科会の調査でも，7対1病棟の平均入院単価は1日当たり5.2万円だったのに対し，7対1から転換が期待されている地域包括ケア病棟の入院単価は2.5万円であり，その差が1日当たり2.7万円であった。仮に地域包括ケア病棟への転換がすべて7対1から起きたとして，先の7対1の減

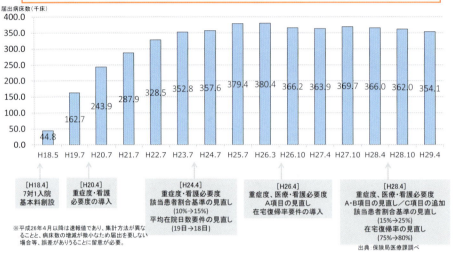

図表2－2　一般病棟入院基本料7対1の届出病床数の推移

少病床1.2万床にその差額をかけ合わせれば，**およそ年間1200億円近くの医療費が節減**されたことになる。

また2018度年改定では，重症度，医療・看護必要度そのものの見直しも検討課題となった。例えば重症患者割合を評価する仕組みを変える，またDPCデータ（EF統合ファイル）から看護必要度のA，C項目を導くことも検討された。その結果，次回改定でこれらの新しい評価手法が導入されることになった。

薬価制度改革

ここからは薬価制度改革を見ていこう。塩崎厚生労働相（当時）が示したように，社会保障費の伸びの圧縮へ向けて「薬価制度改革」がその切り札となっている。

事の発端は，**抗がん剤のオプジーボ，C型肝炎治療薬のハーボニー・ソバルディなどの高額薬剤問題**だった。今やこれらの高額薬剤が，病院の経営を圧迫し始めている。

先日，ある県立中央病院の医業費用をみていたら，2015年は前年に比べて医薬品費や診療材料費が10億円近くも増えていた。その内訳は医薬品のハーボニー2.5億円，ソバルディ1.4億円，オプジーボ1.1億円，そして診療材料費が3.2億円だった。このように高額医薬品の導入で，医薬品購入額が今やどこの病院でもうなぎ登りだ。このため後発医薬品の導入などによる医薬品費の節減も，これら高額医薬品の前には焼石に水といった状況だ。

こうした高額医薬品に対する方策として，**費用対効果による評価**の試行導入が中医協では検討された。しかし今となっては，その導入があまりに遅すぎたという感が強い。わが国では効果や安全性が認められて承認された医薬品は，そのまま無条件で保険収載品目になっているが，こうした国は実はめずらしい。イギリスをはじめ**先進各国では，承認医薬品を保険用医薬品として収載するかどうかは費用対効果も含めた総合的観点から検討を行っていて，必ずしもすべての医薬品が保険対象薬となるわけではない。**

こうしたなか，オプジーボの適応拡大に伴う医薬品費の高騰に伴い，**薬価制度の抜本改革の方針**が2016年12月20日に政府より公表された。これは経済財政諮問会議の議論を受けて，塩崎恭久厚生労働相（当時），麻生太郎財務相，石原伸晃経済再生担当相（当時），菅義偉官房長官の関係4閣僚が協議を行ったうえで公表されたものだ。その薬価制度改革の基本方針は，「国民皆保険の持続性，イノベーションの推進を両立

しながら，国民負担の軽減と医療の質の向上を実施しつつ，薬価制度抜本改革に取り組む」というものだ。なお，渦中のオプジーボについては2016年11月16日，緊急薬価改定によって薬価を50％引き下げることが中医協で了承された。

では，薬価制度の抜本改革について見ていこう。抜本改革は，①**年4回の薬価見直し**，②**毎年薬価改定**，③**費用対効果の本格導入**――の3項目から成る。

①年4回の薬価見直し

保険収載後の状況の変化に対応できるよう，効能追加などに伴う一定規模以上の市場拡大に速やかに対応するため，**新薬収載の機会を最大限活用して，年4回薬価を見直す**。

オプジーボは当初，市場規模の小さな黒皮腫を適応として薬価が決まった。しかしその後，市場規模のはるかに大きな非小細胞性肺がんが効能効果に追加された。年4回の見直しは，黒皮腫のときの高薬価が適応拡大後も長期間にわたって放置されたことを受けてとられた措置だ。

②毎年薬価改定

薬価はこれまで2年に1度，前年の市場実勢価格を調査のうえ改定を行っている。これを毎年実施して，その結果を適時に薬価に反映することで，国民負担を抑制することになった。

この毎年薬価改定については，各界がこぞって反対しているが，それを押し切って導入された。ただし，毎年全品の薬価調査を行うわけではない。2年ごとの全品薬価調査の**中間年は，価格乖離の大きな品目について4大卸による調査**を行うことになる。

なお，「乖離が大きい医薬品」の品目数の試算では，2015年薬価調査の平均乖離率8.8％に対し，乖離率15％以上で対象となる品目は3970品目にのぼる。ただし，該当品目に当てはまるものの大半が後発品である。この**毎年薬価改定によっておよそ1900億円の医薬品費の節減**につながるという。

③費用対効果の本格導入等

革新的新薬創出の促進に向け，**新薬創出・適応外薬解消等促進加算制度のゼロベースでの抜本的見直し，費用対効果の本格的導入**などにより，真に有効な医薬品を適切に見極めてイノベーションを評価し，研究開発投資の促進を図る。

すでにオプジーボやソバルディ，ハーボニーなどの既収載品については，費用対効果の評価が2018年から試行導入されることが決まっている。これを見極めたうえで費用対効果評価の本格導入を行うというものだ。試行導入では既収載品の評価が対象となるが，今後の議論によっては諸外国で行われているように新規収載品にも導入することもあり得るだろう。

こうした議論を受けて厚労省は2017年11月，以下のような具体的な方針を決めた。

一つが，**先発薬の大幅な価格引下げ**だ。特許切れ後に後発品が登場し，さらに10年経過すると引下げの対象とする。この背景には，現行の薬価制度では先発医薬品の価格が十分下がらず，薬価高止まりの一因になっているとの指摘があるからだ。

その下げ方は，①後発品への置き換え率が80％を超える場合，10年経過した時点で後発薬価格の2.5倍まで下げる。その2年後に2倍，さらに4年後に1.5倍とし，6年後に後発品と同等の水準にする。②置き換え率が80％未満の薬は，10年かけて後発薬の1.5倍まで価格を下げる――の二通りだ。

もう一つが，**新薬創出加算の大幅な見直し**だ。新薬創出加算は先発メーカーのイノベーションを評価し，特許期間中は薬価を維持する仕組みだ。ただ新薬創出加算の品目は700品目もあり，薬価維持のため約7000億円も医療費が投入されているため見直すことにした。

具体的には，**製薬会社を開発実績によって3つに分類し，加算額に差を付ける**。画期的な新薬を開発しているかどうかや，海外より薬の承認が遅れる「ドラッグ・ラグ」が起きていないかなど，複数の項目で評価する。また個別の医薬品については，革新性がないと判断すれば加算対象から除く。おそらくこれまでの新薬創出加算対象700品目は半減するだろう。

参考文献

武藤正樹　2018年診療報酬改定へ向けて：入院医療と薬価制度改革（社会保障読本2017年版：医療・介護・年金・少子化の現状と将来）――（医療保険 理論編），週刊社会保障 71 (2936)，p58-63，2017年8月14日

2　7対1入院基本料と地域包括ケア病棟の見直し

　2018年4月の診療報酬改定へ向けて，入院医療分科会では2017年4月から月2回ペースで検討を重ねて，同年11月に検討結果を中医協に報告した。この検討結果をもとに，中医協総会で2018年度改定の入院医療に関する本格的な議論が行われた。

　前回の2016年診療報酬改定では，7対1入院基本料と地域包括ケア病棟入院基本料の要件見直しが行われた。その影響に関して入院医療分科会が調べたところによると，7対1病床は改定1年後でおよそ36.6万床から35.4万床へと1.2万床の減少となった。一方，地域包括ケア病棟は改定前後でおよそ3.6万床から5.2万床となり，1.6万床増加となった。

　本項では，この7対1入院基本料と地域包括ケア病棟について見ていこう。

7対1と10対1入院基本料の比較

　7対1入院基本料は，患者7人に対して看護師1人という最も看護師配置の手厚い病床のことだ。この7対1病床は，地域医療構想における高度急性期，急性期における急性期患者を受け入れる病床として想定されている。

　今回の入院医療分科会で最もホットな議論となったのが，急性期の患者像を評価するためのスケールである**重症度，医療・看護必要度**である。前回2016年度改定では，その要件であるA項目（モニタリング及び処置等）とB項目（患者の状態）の2項目だけによる評価について，「本当に急性期の患者像を正しく反映しているか」の議論が行われた。その結果，評価項目の見直しが行われ，従来のA項目かつB項目による評価に加えて，**A項目のみによる評価，C項目（手術の医学的状況）の追加**等が行われた。そしてこれらの項目で評価した**重症患者割合の基準値を従来の15％から25％へと引き上げた**。実際，この要件見直しにより，前述のように7対1病床は1.2万床減少した。

　入院医療分科会では2016年度改定の重症度，医療・看護必要度の要件見直しの検証とともに，新たな視点による議論が行われた。それは**7対1病床と10対1病床の比較**の議論である。両者を比較すると，7対1病床では75歳未満患者の占める割合が53.0％であるのに対して，10対1は39.1％で，患者年齢は7対1のほうが若い患者が多い。一方，疾患像では，7対1にはがん患者が多く，10対1には肺炎と骨折・外傷が多い。看護師の配置状況では，7対1，10対1ともに看護師は基準よりも多く配置しており，10対1の加配状況は7対1の基準値に近くなっていた。

　また重症度，医療・看護必要度と平均在院日数の散布図を見ると，7対1のほうが重症度，医療・看護必要度の該当患者割合が高い傾向にあるが，両者の分布が重なっている範囲も多い（図表2－3）。

　次に重症度，医療・看護必要度の患者該当割合別に，7対1，10対1ごとの医療機関の分布について見ていこう。それにはまず7対1，10対1の重症度，医療・看護必要度の要件の違いを押さえておこう。両者では同じ評価項目を用いてはいるが，その扱いが異なる。7対1では重症度，医療・看護必要度により**重症患者とされた患者割合25％を基準値（カットオフ値）として，それ以下であれば7対1入院基本料の要件を満たすことはできない**。これに対し**10対1では，看護必要度は加算の扱いとなっていて，さらに患者該当割合に段階を設けている**。例えば10対1では重症患者割合が24％以上を看護必要度加算1（55点），18％以上を同加算2（45点），12％以上を同加算3（25点）として段階評価を行っている。この結果，7対1では25％カットオフ値付近に大多数の施設が集中しているのに対して（図表2－4），10対1では加算であることもあり，該当患者割合別の施設数は15～20％を中心としてほぼ正規分布をしている（図表2－5）。

　こうした調査結果から入院医療分科会では，

図表2−3 平均在院日数と重症度，医療・看護必要度該当患者割合の関係

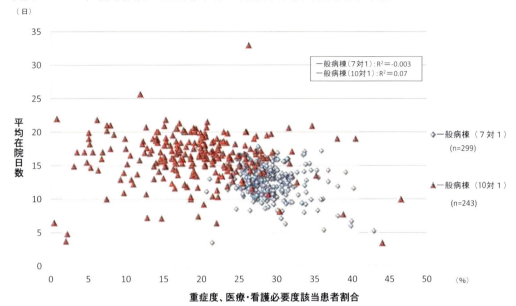

出典：平成28年度入院医療等の調査（施設票），中央社会保険医療協議会 診療報酬調査専門組織 入院医療等の調査・評価分科会，2017年8月24日

以下のような意見が出た。

「7対1と10対1の診療報酬点数の差を考えれば，病院としては7対1を維持したいと考えてしまう」〔神野正博委員（社会医療法人財団薫仙会理事長）〕

「7対1ではカットオフ値であるので，25％ギリギリの病院が圧倒的だが，10対1では正規分布に近くなっている」。〔尾形裕也委員（東京大学政策ビジョン研究センター特任教授）〕

「（7対1でも）段階的に評価してよいのではないか」〔本多伸行委員（健康保険組合連合会理事）〕

この図表2−4と図表2−5を見ると，確かに7対1でも30％超え，35％超えがある一方，10対1でも25％超え，30％超えがある。

中医協総会ではこうした7対1と10対1の比較結果をもとに，評価のあり方を詰めていく。

※ 2018年2月10日の中医協・諮問答申により，一般病棟入院基本料（7対1〜15対1）については，「急性期一般入院基本料」と「地域一般入院基本料」に再編・統合された。なかでも「急性期一般入院基本料」については，改定前の7対1と10対1の中間的な評価を設定したうえで，重症度，医療・看護必要度に応じて7つの段階が設けられた。なお，「急性期一般入院料1」の必要度は項目見直し後の30％（現行の26.6％）となった。

重症度，医療・看護必要度

また入院医療分科会では，重症度，医療・看護必要度の見直しによる現場への影響について調査した。その結果，2016年度改定で従来のA項目，B項目に加えてC項目などの新評価項目も加わったため，**新規項目に関する現場の研修や新規項目に対する入力作業が現場としては負担となっている**ことが明らかになった（図表2−6）。この負担軽減のため，DPCデータの診療報酬項目の関連性の高い項目で重症度，医療・看護必要度の評価項目を置き換えることを検討することになった。

ただ重症度，医療・看護必要度は，急性期特有の日ごとの患者状態の変動を測定し，それをもとに適正な病棟管理を行うための指標である。このため請求データであるDPCデータとはそもそも概念が異なる。このため重症度，医療・看護必要度のA項目やC項目を，DPCの

図表2-4　7対1の患者該当割合の施設分布

○　一般病棟（7対1）の重症度、医療・看護必要度該当患者割合別の医療機関の分布をみると、該当患者割合が25％～30％の医療機関が全体の約7割を占めるが、該当患者割合が30％を超える医療機関も、全体の3割弱存在する。

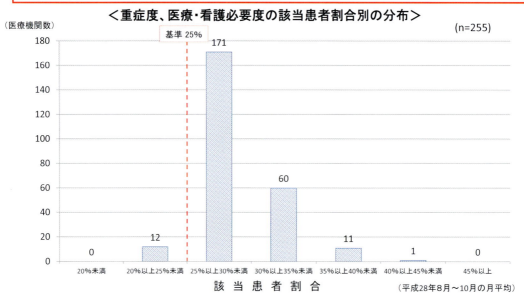

出典：平成28年度入院医療等の調査（施設票），中央社会保険医療協議会　診療報酬調査専門組織　入院医療等の調査・評価分科会，2017年6月7日

図表2-5　10対1の患者該当割合の施設分布

○　一般病棟（10対1）の重症度、医療・看護必要度該当患者割合別の医療機関の分布をみると、該当患者割合が15％～20％の医療機関が最も多いが、該当患者割合が25％を超える医療機関も、一定数存在する。

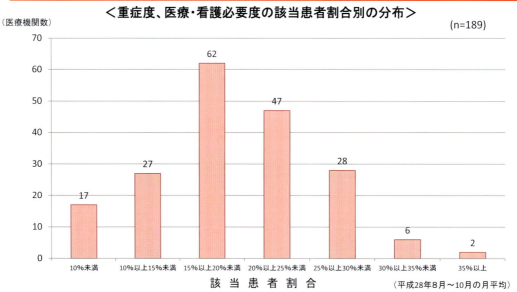

出典：平成28年度入院医療等の調査（施設票），中央社会保険医療協議会　診療報酬調査専門組織　入院医療等の調査・評価分科会，2017年8月24日

図表２－６ 重症度，医療・看護必要度の見直しの影響

○ 重症度、医療・看護必要度の評価に関する平成28年度診療報酬改定での見直しの影響については、「新規項目の追加により入力作業が増え負担となった」が、7対1病棟、10対1病棟ともに多かった。

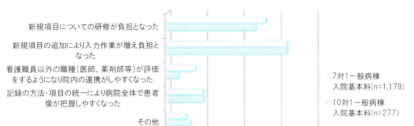

出典：平成 28 年度入院医療等の調査（病棟票），中央社会保険医療協議会 診療報酬調査専門組織 入院医療等の調査・評価分科会，2017 年 8 月 24 日

図表２－７ 急性期の入院医療における医療・看護の必要性の高い重症な患者を把握する手法の分析に係る概念図

○ 今回の分析の目的は、医療・看護の必要性が高い重症な患者であって、一般病棟での受け入れが求められる、診療報酬で考慮すべき、「急性期の入院患者」を、把握する評価手法としての合理性等を確認し、手法の特性に応じた整理するもの。

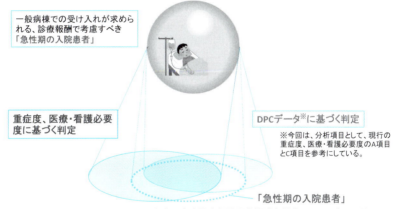

出典：中央社会保険医療協議会総会，2017 年 11 月 24 日

EF 統合ファイルを用いて置き換えできるかの分析をまず行った。分析は重症度，医療・看護必要度と診療報酬区分の項目の関連の強さをファイ係数（0.7 以上が関連が深い）を用いて選定し，その項目を組み合わせたマスターを用いて分析を行う。そしてその該当患者割合の分布を比較したり，基準値との相関を見たりする検討を入院医療分科会で行った。

図表２－７はこうした分析手法の概念図で，急性期の患者像を中に含んだ球体に対し，従来方式の重症度，医療・看護必要度のサーチライトを当ててできる影と，従来方式と関連が深いDPC の EF 統合ファイルのサーチライトを当ててできる影の分布を見たものである。両者はもともと別の概念であるのでその影は完全には一致しない。ただ概念の異なる両者を組み合わせることで，これまで見えなかった急性期の患者の実像を明らかにすることはできるだろう。

現行の重症度，医療・看護必要度は，患者状態に応じた看護師配置という「**基礎的な要素**」

図表2－8　一般病棟入院基本料（7対1，10対1）の評価体系（案）

○　将来の入院医療ニーズの変化に対応する病棟への弾力的で円滑な選択・変更を推進するため、7対1一般病棟と10対1一般病棟の現行の評価を参考にしつつ、急性期の入院医療の評価体系について、基本部分と実績に応じた段階的な評価部分との組み合わせによる評価体系を導入してはどうか。
　なお、実績に応じた評価の最も高い部分には、現行の7対1一般病棟との整合性に配慮し、7対1看護職員の配置基準をそのまま適用してはどうか。

○　また、現行の7対1一般病棟と10対1一般病棟との間に中間的な水準の評価を設けてはどうか。

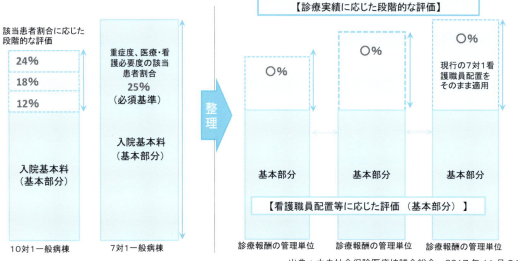

出典：中央社会保険医療協議会総会，2017年11月24日

を評価するのに適している。一方，EF統合ファイルは診療実績に基づいているので，患者の「**変動的な要素**」を評価することができる。また同ファイルは4000項目からなり，診療報酬改定ごとに新規項目が追加・更新されて，その時々の医療技術進歩に合わせてリアルタイムに患者の診療実績を反映することもできる。

このような観点から，将来の入院医療ニーズの変化に対応する病棟への弾力的で円滑な選択・変更を推進するため，**急性期の入院医療の評価を看護師配置等に応じた「基本部分」と診療実績に応じた「変動部分」に分けて，段階的な評価と組み合わせてはどうか**という提案が保険局医療課よりなされた（図表2－8）。

同時に今回の報酬改定では，従来の重症度，医療・看護必要度に加えて，**新たなDPCのEF統合ファイルによる評価方法を従来方式に合わせて試行的に導入**することが提案された。次回2018年度改定でEF統合ファイルによる評価を導入し、そのデータを集めたうえで、次々回2020年度改定でより精緻な急性期患者像の評価方法を確立していくことになるだろう。

※　**2018年改定では、医療機関が従来方式とEF統合ファイル方式の二者から選択する方式となった。**

地域包括ケア病棟

次に地域包括ケア病棟について見ていこう。地域包括ケア病棟は2014年改定で，**①急性期病床からの患者受入れ，②在宅等にいる患者の緊急時の受入れ，③在宅への復帰支援**——の3つの機能を有する病棟として新規導入された。そして2016年度改定では，それまで包括範囲だった手術・全身麻酔を外出しとした。

地域包括ケア病棟は前述のように2016年10月時点で，5.2万床と増加している（図表2－9）。2016年度改定前後の動向をみると，地域包括ケア病棟入院料1を新規に届けた医療機関では、7対1病床が減少した医療機関が多かった。このように**地域包括ケア病棟は7対1の受け皿病棟**としても機能している。

今回入院医療分科会では，地域包括ケア病棟

料金受取人払郵便

神田局
承認
7458

差出有効期間
平成31年10月
18日まで

101-8795

308

（受取人）
東京都千代田区神田神保町2-6
（十歩ビル）

医 学 通 信 社 行
TEL.03-3512-0251　FAX.03-3512-0250

【ご注文方法】
①裏面に注文冊数，氏名等をご記入の上，弊社宛にFAXして下さい。
　このハガキをそのまま投函もできます。
②電話(03-3512-0251)，HPでのご注文も承っております。
→振込用紙同封で書籍をお送りします。(書籍代と，別途送料がかかります。)
③または全国の書店にて，ご注文下さい。
（今後お知らせいただいたご住所宛に，弊社書籍の新刊・改訂のご案内をお送りいたします。）

※今後，発行してほしい書籍・CD-ROMのご要望，あるいは既存書籍へのご意見がありましたら，ご自由にお書きください。

注 文 書

※この面を弊社宛にFAXして下さい。あるいはこのハガキをそのままご投函下さい。

医学通信社・直通FAX → 03-3512-0250

お客様コード	□□□□□□□ （わかる場合のみで結構です）		
ご住所〔ご自宅又は医療機関・会社等の住所〕	〒	電話番号	
お名前〔ご本人又は医療機関等の名称・部署名〕	（フリガナ）	ご担当者	（法人・団体でご注文の場合）

《2018年の新刊書》予約受付中	ご注文部数	臨床手技の完全解説 2018-19年版〔2018年7月刊予定〕	
医療と介護のクロスロード to 2025〔2018年2月刊〕		医療費早わかりBOOK 2018-19年版〔2018年5月刊予定〕	
低侵襲BAV適応・術式ガイドブック〔2018年1月刊〕		入門・診療報酬の請求 2018-19年版〔2018年6月刊予定〕	
診療点数早見表 2018年4月版〔2018年4月刊予定〕		医事課のお仕事 2018-19年版〔2018年4月刊予定〕	
DPC点数早見表 2018年4月版〔2018年4月刊予定〕		既 刊 書 籍	
薬価・効能早見表 2018〔2018年4月刊予定〕		外保連試案 2018〔2017年11月刊〕	
診療報酬 2018【BASIC点数表】〔2018年3月刊予定〕		医業経営を"最適化"させる36メソッド〔2017年11月刊〕	
介護報酬早見表 2018年4月版〔2018年4月刊予定〕		"攻める"診療報酬―戦略と選択〔2017年10月刊〕	
介護報酬サービスコード表 2018-20〔2018年4月刊予定〕		医療機器＆材料ディテールBOOK〔2017年10月刊〕	
受験対策と予想問題集 2018年前期版〔2018年5月刊予定〕		医療＆介護 職場のルールBOOK〔2017年9月刊〕	
診療報酬・完全攻略マニュアル 2018-19年版〔2018年5月刊予定〕		医療＆介護スタッフ手帳 2018〔2017年10月刊〕	
レセプト総点検マニュアル 2018年版〔2018年5月刊予定〕		診療情報管理パーフェクトガイド〔2016年11月刊〕	
診療報酬・完全マスタードリル 2018-19年版〔2018年5月刊予定〕		"開業"プロフェッショナル〔2016年1月刊〕	
【医療事務】実践対応ハンドブック 2018年版		"集患"プロフェッショナル 2016年改訂版〔2016年1月刊〕	
最新・医療事務入門 2018年版〔2018年4月刊予定〕		臨床・カルテ・レセプト略語事典〔2015年4月刊〕	
公費負担医療の実際知識 2018年版〔2018年4月刊予定〕		最新・医療実務用語 3600〔2015年4月刊〕	
医事関連法の完全知識 2018年版〔2018年5月刊予定〕		病気＆診療 完全解説BOOK〔2017年1月刊〕	
医療事務100問100答 2018年版〔2018年4月刊予定〕		標準・傷病名事典 Ver.3.0〔2015年4月刊〕	
最新 検査・画像診断事典 2018-19年版〔2018年5月刊予定〕		2025年へのカウントダウン〔2015年9月刊〕	
手術術式の完全解説 2018-19年版〔2018年6月刊予定〕		（その他ご注文書籍）	

『月刊／保険診療』 購読申込み ※希望する番号（①〜③）あるいは文字を○で囲んで下さい

① 定期購読を申し込む 〔   〕年〔   〕月号から 〔 1年 or 半年 〕

★「割引特典」（口座自動引落し＋1年契約）を 〔 希望する or 未定 〕

② 単品注文する（   年   月号   冊） ③ 『月刊／保険診療』見本誌を希望する（無料）

2018.2

図表2-9 地域包括ケア病棟入院料等の届出病床数の推移

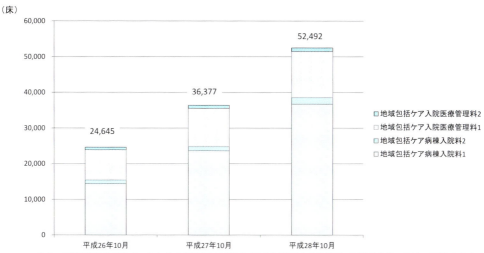

出典：保険局医療課調べ、中央社会保険医療協議会 診療報酬調査専門組織 入院医療等の調査・評価分科会、2017年7月21日

の入棟前の居場所別に分析を行った。それによると、地域包括ケア病棟の機能①である一般病棟からの受入れ患者が9割以上である病棟が多いが、機能②の自宅から患者を受け入れている病棟も一定程度あった。疾患別にみると、自宅等からの患者は骨折等の患者も多いが、肺炎等の患者も多く含まれていた。これに対して一般病棟からの受入れ患者には、骨折等の患者が最も多かった。両者の病態を見ると、自宅等から入棟した患者は急性期治療が必要で医学的に不安定な患者が多いが、一般病棟から入棟した患者は主にリハビリ目的の患者が多かった。また自宅からの入棟患者は一般病棟からの入棟患者に比べ生体検査やCT・MRIなどの検査の実施割合が多かった。

こうしたことから入院医療分科会では、自宅からの受入れと一般病棟からの受入れの2つの機能について、牧野憲一委員（旭川赤十字病院院長）が、「自宅からの患者については負荷がかかることが確認できた。何らかの加算評価を検討してもいいのではないか」と述べた。一方、池端幸彦委員（医療法人池慶会理事長）は、「地域包括ケア病棟は創設当初の3つの機能を育て行くことが大事だ」と述べ、機能別に評価を行うことに慎重であるべきとの考えを示した。その結果、中医協総会では地域包括ケア病棟の自宅からの受入れについては、「救急・在宅等支援病床初期加算」により評価することとなった。

※ 最終的に、同時に地域包括ケア病棟を有する病院が、訪問看護ステーションのような訪問系サービスを併設することも評価対象となった。「地域包括ケア病棟」の主旨は、その名のとおり「地域包括ケアシステムを支援する病棟」だ。この本来の主旨に立ち返ることが大切だ。

参考文献

厚生労働省、中央社会保険医療協議会基本問題小委員会、診療報酬調査専門組織入院医療等の調査・評価分科会における検討結果について、2017年11月17日 http://www.mhlw.go.jp/stf/shingi2/0000184410.html

3 短期滞在手術・救急医療管理加算等の見直し

入院医療分科会は2017年4月より12回にわたって開催され，2018年4月改定の入院医療に係る調査とその課題整理を行った。そして検討結果を同年11月の中医協基本問題小委員会に報告して一段落した。

本項では，入院医療分科会で検討された**短期滞在手術・検査，特定集中治療室等，救急医療管理加算，総合入院体制加算**について見ていくことにする。

短期滞在手術・検査

2014年度診療報酬改定で，水晶体再建術，鼠径ヘルニア修復術，終夜睡眠無呼吸ポリグラフィーなど**21種類の医療行為については，DPC包括算定の対象外**とする措置が導入された。この医療行為の選定にあたっては，以下の3条件を満たすことが条件となっている。

> ①在院日数のばらつきが小さい（平均＋1SDが5日以内）
> ②入院5日以内の包括範囲出来高実績点数のばらつきが小さい
> ③入院症例数が一定以上ある

この条件のもと，2014年度改定では先述した21種類，2016年度改定では経皮的シャント拡張術・血栓除去術，体外衝撃波腎・尿管結石破砕術，ガンマナイフによる定位放射線治療の3種類が導入された。

今回の入院医療分科会では，上記に加えて以下の4種類がその候補リストに挙げられた。

> ①副腎静脈サンプリング（原発性アルドステロン症の診断で行う副腎静脈血をカテーテル採取する検査）
> ②子宮鏡下子宮内膜焼却術
> ③子宮鏡下有茎粘膜下筋腫切除術
> ④子宮内膜ポリープ切除術

特定集中治療室等

特定集中治療室（ICU）やハイケアユニット（HCU）の重症度，医療・看護必要度の評価は，一般病棟と評価項目が少し異なる専用のA項目（モニタリング及び処置）とB項目（患者状態）で評価する。

ICU，HCUのように重症患者を収容する治療室にはこのほかに，救命救急センターの救命救急入院料病床や脳卒中ケアユニットの病床等がある。救命救急入院料は，救命救急医療に係る入院初期の医療を重点的に評価したものだ。また脳卒中ケアユニット入院管理料は脳卒中のハイケアユニットで脳卒中発症直後の入院初期治療に当たる病床だ。

こうした病床はこれまで重症度，医療・看護必要度の要件が課されていなかった。今回，これらの病床とICU，HCUなど重症度，医療・看護必要度が要件化されている病床の患者重症度を横断的に比較してみた。その結果，やはり重症度，医療・看護必要度が要件化されていない**救命救急入院料や脳卒中ケアユニット入院医療管理料で，重症度，医療・看護必要度による重症患者の該当割合が相対的に低い傾向が読み取れた。このことから，これらの病床にも重症度，医療・看護必要度が導入される**ことになるだろう。

入院医療分科会ではこのほかに，ICUにおける生理学的指標に基づく重症度スコアとして**APACHⅡ（Acute Physiology and Chronic Health EvaluationⅡ）スコア**の議論も行われた。

APACHEⅡスコアとは，1985年にジョージワシントン大学のKnausらによって提唱されたICU入室患者における病態の重症度を客観的に評価する指標である。APACHEⅡスコアは指標と，その指標を用いて入院予測死亡率を算出する部分から構成されていて，体温，動脈圧，心拍数等の生理学的指標12項目と年齢，

図表2-10 救急患者に関する指標の例

○ 救急患者に実際に使用されている評価指標の例として、以下のような指標が考えられる。

【救急医療管理加算の対象患者】	【関係する指標の例】
ア 吐血、喀血又は重篤な脱水で全身状態不良の状態	➡ 緊急の止血処置の有無等
イ 意識障害又は昏睡	➡ JCS、GCS等
ウ 呼吸不全又は心不全で重篤な状態	➡ 動脈血酸素分圧、NYHA分類等
オ ショック	➡ 収縮期血圧の低下、昇圧剤の使用等
キ 広範囲熱傷	➡ Burn Index等

出典：中央社会保険医療協議会 診療報酬調査専門組織 入院医療等の調査・評価分科会，2017年10月18日

合併する慢性疾患に対する評価に与えられる点数の総和として求める。点数が高いほど重症度は高いと判定され，最高点は71点となる。

すでにAPACH Ⅱは，日本集中治療学会によって患者登録が2015年から開始されていて，2017年現在，4万2000人の患者登録実績もある。こうしたICU重症度の客観指標についても検討することが入院医療分科会で提案された。

※ 最終的には，同時に提案されたSOFA（Sequential Organ Failure Assessment）スコアが特定集中治療室の要件として採択された。なお，SOFAとは呼吸機能，凝固機能，肝機能，循環器機能，中枢神経系機能，腎機能の6項目をそれぞれ5段階で点数化したスコアで，全身の臓器障害の程度を判定する重症度評価指標である。

救急医療管理加算

救急医療管理加算は，救急搬送された重篤な患者に対し，入院初期に濃密な医療提供を行う医療機関を評価するために2012年度改定で創設された。1日800点で入院7日まで算定できる。当初，救急医療管理加算の対象患者は，「ア．吐血，喀血，重篤な脱水等」「イ．意識障害又は昏睡」「ウ．呼吸不全又は心不全」などから「ケ」の疾患や病態に並んで，「コ．アからケに準じる重篤な状態」とされていた。しかし，この**「準じる重篤な状態」の算定基準が明確でない**ことが当時より課題となっていた。さらに2014年度改定では，救急医療管理加算の「コ」を救急医療管理加算2とし，「ア」から「ケ」を救急医療管理加算1として両者を分離した。そして年1度，「コ」に該当する患者の概要について報告を求めることとした。

今回，2016年度改定で救急医療管理加算を1，2に分けた影響を見たところ，**加算1と2の選択の判断基準にばらつきがある**ことがわかった。実際にこの加算2の算定割合の医療機関間のばらつきを見たところ，加算2の算定割合が90%以上の医療機関もあれば，10%未満のところもある。またその都道府県のばらつきも激しく，最大の秋田の80.1%と最小の熊本の25.7%の間では3倍もの格差がある。これは都道府県ごとの審査支払機関ごとの判断基準の差を表しているのかもしれない。

このため救急入院医療管理加算算定患者については，図表2-10のように関連する指標測定を行い，それをエビデンスとして提出することが保険局医療課より提案された。これにより算定の適切さを担保することになる。

こうした救急入院について客観指標を設ける点に関して，入院医療分科会の本田信行委員（健保組合連合会理事）が「救急入院の基準は設けるべき」としたのに対して，神野正博委員（社会医療法人財団董仙会理事長）は「（基準を設

図表2-11 総合入院体制加算の届出数の推移

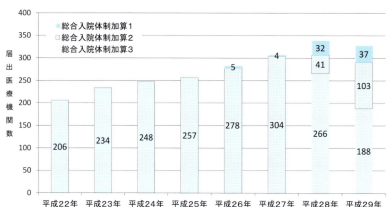

＜総合入院体制加算の届出医療機関数の推移＞

出典：保険局医療課調べ（各年7月1日），中央社会保険医療協議会 診療報酬調査専門組織 入院医療等の調査・評価分科会，2017年10月5日

けたとしても）緊急の入院が必要かどうかは最終的に医師が判断しなければならない」と述べ，「医師の判断」の必要性を強調した。

※ 最終的に2018年改定では，救急医療管理加算の各項目に基準を設けることは先送りとなった。次回改定までにDPCデータの収集等から基準案を導き出していくことになる。

総合入院体制加算

総合入院体制加算は，十分な人員配置および設備等を備え，精神科も含む総合的かつ専門的な急性期医療を24時間提供できる体制，病院勤務医の負担の軽減や処遇の改善に資する体制等を評価した加算である。

病院の位置づけとしては，特定機能病院に準じて幅広く高度の医療を提供する一般病院とされる。このため総合入院体制加算1では，入院した日から起算して14日を限度に240点を算定できる。

この総合入院体制加算は2008年度に入院時医学管理加算として新設され，2010年度改定で総合入院体制加算となった。しかしその実績要件がきびしく，2015年には5病院にとどまっていた。しかし2016年度の報酬改定で化学療法の実績要件をそれまでの年間4000件から1000件に緩和したこともあって，病院数が37病院と増加している（図表2-11）。

最近総合入院加算1を取得した病院の傾向として，それまで欠損していた精神科病棟の要件を10床程度の小規模病棟として届けて取得する病院が増えたことが挙げられる。今後，身体合併症を伴う認知症患者が増えるなか，こうした精神科病床を有する総合入院体制加算病院が増えることが望まれる。

参考文献

厚生労働省，中央社会保険医療協議会基本問題小委員会，診療報酬調査専門組織入院医療等の調査・評価分科会資料
http://www.mhlw.go.jp/stf/shingi2/0000180671.html
（2017年10月18日）
http://www.mhlw.go.jp/stf/shingi2/0000182561.html
（2017年11月2日）

4 入退院支援・在宅復帰率の見直し

2017年6月の入院医療分科会では、これまでの入院患者の退院を円滑に進めるための「退院支援」の評価に加えて、**入院前から行う退院支援**の議論をスタートさせた。その名称も「**入退院支援**」として提案した。

本項では、これまでの退院支援を振り返りながら、この新しい「入退院支援」の議論について見ていこう。

退院支援加算1

まず2016年度改定で新設された**退院支援加算1**について、入院医療分科会の調査結果と議論について振り返ってみよう。

2016年度に新設された退院支援加算1は、以下の要件（図表2-12）のもと、患者の退院1回につき一般病棟で600点の加算が得られる。

① 3日以内に退院困難な患者を抽出
② 7日以内に患者・家族と面談
③ 7日以内に多職種によるカンファレンスの実施
④ 退院調整部門（看護師または社会福祉士による専従者1名）の設置
⑤ 2病棟に1名以上の退院支援業務等に専従する職員を配置
⑥ 連携する医療機関等（20カ所以上）の職員と定期的な面会を実施（年3回以上）
⑦ 介護支援専門員との連携実績など

これらの要件のうち最も高いハードルが、⑤の2病棟ごとに1名以上の看護師あるいは社会福祉士（ソーシャルワーカー）の専従配置要件である。

図表2-12 地域包括ケアシステム推進のための取組の強化

退院支援に関する評価の充実①

> 患者が安心・納得して退院し、早期に住み慣れた地域で療養や生活を継続できるように、保険医療機関における退院支援の積極的な取組みや医療機関間の連携等を推進するための評価を新設する。

(新) 退院支援加算1
　　　イ 一般病棟入院基本料等の場合　　　600点
　　　ロ 療養病棟入院基本料等の場合　　 1,200点
(改) 退院支援加算2
　　　イ 一般病棟入院基本料等の場合　　　190点
　　　ロ 療養病棟入院基本料等の場合　　　635点

職員の病棟配置や連携体制の確立等を評価

[算定要件・施設基準]

	退院支援加算1	退院支援加算2（現在の退院調整加算と原則同要件）
退院困難な患者の早期抽出	3日以内に退院困難な患者を抽出	7日以内に退院困難な患者を抽出
入院早期の患者・家族との面談	7日以内に患者・家族と面談	できるだけ早期に患者・家族と面談
多職種によるカンファレンスの実施	7日以内にカンファレンスを実施	カンファレンスを実施
退院調整部門の設置	専従1名（看護師又は社会福祉士）	専従1名（看護師又は社会福祉士）
病棟への退院支援職員の配置	退院支援業務等に専従する職員を病棟に配置（2病棟に1名以上）	－
医療機関間の顔の見える連携の構築	連携する医療機関等（20か所以上）の職員と定期的な面会を実施（3回/年以上）	－
介護保険サービスとの連携	介護支援専門員との連携実績	－

出典：平成28年度診療報酬改定の概要、厚生労働省保険局医療課、2016年3月4日

2016年7月，新潟市で全国の国立大学附属病院の連携関係者の全国連絡会，「第13回国立大学医療連携・退院支援関連部門連絡協議会」が開かれた。そのとき話題の中心になったのが，この「退院支援加算1」だった。「退院支援加算1」は，これからの病院における退院支援体制の標準となる体制と言われている。このため全国の病院がその取得を目指して準備を進めている。ただ前述のように，2病棟に1人の退院支援要員の配置は，国立大学附属病院のように病棟数の多い大病院にとっては人員増が伴いハードルが高い。このため当時，全国43病院のなかでも退院支援加算1を取得している数は少なかった。

また，⑦の介護支援専門員（ケアマネジャー）との連携実績とは，「介護支援連携指導料」の算定実績のことを指す。この指導料は患者の退院後の介護サービス等を見越した取組みを評価するものだ。具体的にはケアマネジャーに病棟に来てもらって，看護師やソーシャルワーカーと共同して，退院後の介護サービスの導入について患者・家族と協議したうえで指導した場合に，入院中の2回に限り300点が算定できる。

それでは，退院支援加算1の取得状況を見ていこう。入院医療分科会では2016年度改定の影響調査を全国の約1800病院に行った。その結果，**退院支援加算1を算定している病院は500床以上の病院が3割**を占めていることがわかった。しかし，**800床以上病院では3.6％**で，大病院ほど取得率が低いこともわかる。

前述のように大病院では病棟数が多いので規定の配置人員も増え，取得がむずかしい。しかし大学病院のなかには，病棟看護師の業務整理や役割分担の見直しによって，わずかな人員増で専従配置を実現している病院もあるので，工夫次第と言えるかもしれない。

在宅復帰率

次に**在宅復帰率**について見ていこう。在宅復帰率は2014年度改定で7対1入院基本料の要件に導入された。在宅復帰率は以下の式で計算される。

在宅復帰率＝直近6月間に自宅等の退院先に退院した患者÷直近6月間に7対1入院基本料病棟からの退院患者（死亡退院・転棟患者・再入院患者を除く）

分子にある「自宅等の退院先」の定義は，自宅，回復期リハ病棟，地域包括ケア病棟，療養病棟（在宅復帰機能強化加算），居住系介護施設，在宅強化型老健施設等——である。これに2016年度改定では，「有床診療所（在宅復帰機能強化加算）」を加え，その割合を80％以上とした。

入院医療分科会では在宅復帰率の医療機関分布の調査結果を示した。これによると**7対1病棟における在宅復帰率は平均92.5％**であり，基準の80％を大きく超えていた。また入院医療分科会では，必ずしも自宅とは限らない病棟への転棟も含めて「在宅復帰率」という名称を使っていることに関して「わかりにくい」との意見が出たほか，急性期病棟の評価の視点からは，「**再入院率**」といった概念も含めて検討してはどうかという議論があった。

> ※ こうした議論を受けて，最終的に在宅復帰率の名称は，7対1の「在宅復帰・病床機能連携率」と地域包括ケア病棟と回復期リハビリテーション病棟の「在宅復帰率」とに二分され，自院の他病棟への転棟は評価対象から外されることとなった。また，従来，在宅復帰機能強化加算のある医療機関しか対象になっていなかったが，この加算なしの医療機関にも拡張するなどの見直しが行われた。

入院前から始める退院支援

これまで診療報酬では，「退院支援」として入院患者の円滑な退院を支援するための評価に注力してきた。しかし冒頭にも述べたように，2017年6月の入院医療分科会では，患者が入院する前から始まる退院支援の必要性について，評価のあり方が提案された。

当日厚労省が提出した資料によれば，地域包括ケアシステムのなかで，患者の状態の変化とともに，患者が多様な医療・介護サービスを利用することが想定される。このため**患者やその家族の希望に寄り添いながら，患者の療養場所を適切な時期に適正に移行させるには，入院前から患者・家族にかかわることの必要性とその**

図表2－13 地域包括ケアシステムの構築～入退院支援

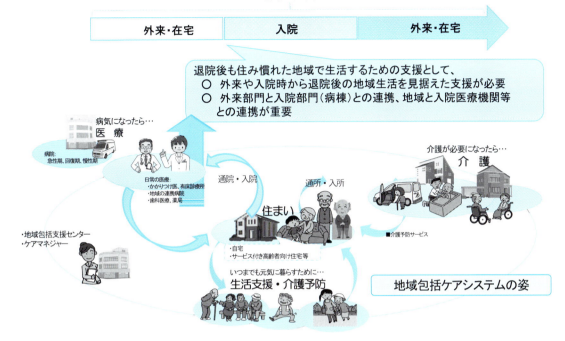

出典：中央社会保険医療協議会 診療報酬調査専門組織 入院医療等の調査・評価分科会，2017年6月21日

評価のあり方を考えるべきとした。このため図表2－13に示すように，**入院前から始まる退院支援**のあり方について問題提起が行われた。具体的には，「外来，入院時から退院後の生活を見据えた支援が必要」「外来部門と入院部門（病棟）との連携が必要」「地域と入院医療機関との連携が重要」とした。

入退院支援センター

こうした「入退院支援」の具体的な仕組みのイメージはどのようなものだろう。

2017年7月7日，8日に仙台で行われた日本医療マネジメント学会では，入院前から行う退院支援のあり方や，その仕組みである**入退院支援センター**の運営のあり方の発表が相次いだ。会場は連日満員で，立ち見も出るほどの人気だった。

こうした発表のいくつかを見ていこう。東北大学病院（1225床）の発表では，2015年から一部の診療科で運用を開始した「入退院センター」の運用の発表があった。入退院センターでは，入院が決定した患者に入院案内や情報収集，退院阻害要因のスクリーニングを行い，必要時に病棟の多職種に情報提供される。病棟では入退院センターから情報提供のあった退院阻害要因の内容を分析し，退院支援に活用する。退院阻害要因は介護力が最も多く，次いで経済状態，ADL低下，服薬管理，退院先の選択，問題行動，その他——であった。**退院阻害要因はこのように入院前から明らかになっていて，支援可能なものも数多い**。このため入退院センターにおける情報収集によって，早期からの退院支援が可能になったという。

こうした入退院支援センターにおける職員配置や運用についても発表があった。沖縄の中部徳洲会病院（331床）では，2016年から「入退院サポートセンター」を設置し，ソーシャルワーカーを配置し，運用を始めた。入退院サポートセンターのソーシャルワーカーは看護師とともに入院予定患者の問診を行い，退院先の意向確認，各種制度案内を行い，退院支援に関する患者教育を行う。従来ソーシャルワーカーは，

患者の入院後に退院困難な患者を抽出し，患者・家族面談を行っていたが，これを入院前から行うことにより早期介入が図れるようになったという。

　また，入退院支援センターは患者や院内スタッフからも好評のようだ。JCHO群馬中央病院（333床）では，2016年に入退院支援センターの運用を開始した。体制は看護師5名，クラーク1名の専従として，予定入院患者に対して入退院に係る薬剤部，医事課，栄養，MSW，リハビリ，歯科と協働して患者の入退院に係る説明を行った。これにより患者からは，「医療費のことが心配だったけど安心した」，「詳しく説明してもらってありがたい」といった意見が聞かれた。また病棟，外来スタッフからは，「書類の記入や基礎情報が入力してあるので助かっている」など院内連携にも役立っているとのことだった。

　以上のように，入退院支援センターは2015年ごろから各病院で運用がスタートしている。今回の入院医療分科会での「入退院支援」の考え方も，こうした現場の実情を反映して提案されたものだ。このため2018年度改定では，これまでの「退院支援加算」も「入院支援加算」へと名称が変わる。そして入院予定患者に対して，外来の相談・連携担当者が，外来において様々な支援を行う取組みについて評価がなされるだろう。

> ※　2018年改定では，入院が決まった患者について，外来時点から退院阻害要因の抽出などを行う退院支援のための人員配置などを要件とした「入院時支援加算」の新設が考えられている。

　私事になるが，この記事を書きながら20年前に病院留学で訪れたニューヨークのブルックリンの病院の病棟看護師の合言葉，「退院計画は入院第一日目から！」を思い出した。当時，ブルックリンの病棟の平均在院日数は10日を割っていた。1週間すると病棟の患者の半分が変わっているという入れ替わりの速さだった。現在の日本も7対1病棟の在院日数は14日を割っている。いよいよ日本も20年前のアメリカ並みに，いやそれ以上に「退院支援は入院前から」が合言葉になる時代が来るのかもしれない。

参考文献

厚生労働省，中央社会保険医療協議会診療報酬調査専門組織・入院医療等の調査・評価分科会（2017年6月21日資料）
　http://www.mhlw.go.jp/stf/shingi2/0000167766.html
日本医療マネジメント学会雑誌学会抄録集　Vol18 追補2017年

⑤ 療養病床・医療区分見直しとDPCデータ提出

医療区分は2006年度診療報酬改定で導入され，10年超が経った。この医療区分の見直し論議が，入院医療分科会で行われた。本項はこの医療区分の見直しについて見ていこう。

療養病床の医療区分の成り立ち

療養病床の医療区分による支払い方式は，包括支払い方式（DPC/PDPS）と同様の考え方で行われている。まず患者をその疾患名や状態，処置の類似性と消費する資源量の類似性で分類し，分類ごとに1日当たりの診療報酬額を決定するという方式だ。

ただDPC/PDPSの場合は，国際疾病分類（ICD）コードと手術名などの処置コード（K，Jコード）を基本として分類を決めている。これに対して療養病床の医療区分は，**アメリカのナーシングホームでの支払い方式である資源利用グループ（RUG：Resource Utilization Group）という患者分類と支払い方式の考え方**を参考に作られた。

具体的には，患者の疾患や状態，実施する医療処置などで，**医療区分3と医療区分2**を定義し，どちらにも当てはまらない患者は医療必要度が低い**医療区分1**とした。この医療区分の3区分に日常生活動作（ADL）の3段階を掛け合わせた3×3＝9のマトリックスを作り，それぞれに包括料金を設定した。

この医療区分の疾患名，患者状態，処置を決め，区分ごと支払額を決めるに当たって，当時の中医協の診療報酬調査専門組織に「慢性期入院医療の包括評価調査分科会」を設け，**①患者特性，②タイムスタディ，③コスト**の3つの調査を行った。

まず，①患者特性調査を療養病床の入院患者約7000人を対象に行った。調査は，年齢，入院期間，要介護認定の有無，問題行動の状況，日常生活動作能力（ADL），認知症の有無等の患者特性に関する項目のほか，治療，処置，リハビリテーション等の実施状況，薬剤の使用状況等の医療提供に関する項目を行った。

次に②タイムスタディ調査では，当該入院患者に対する医師，看護師，看護補助者等によるサービス提供の状況についてタイムスタディを実施した。そして③コスト調査として，調査対象病院の人件費，減価償却費，医薬品，材料等の払出量等について調査を行った。

これらの調査をもとに医療区分ごと疾患と処置を決め，それらのADL段階ごとの包括料金を設定した。それにより図表2－14のように医療区分3，2，1とADL3区分を掛け合わせた9マトリックスができあがった。そしてこれに対して，看護配置20対1と25対1の療養病床入院基本料ごとに，図表2－14のように診療報酬の点数設定が行われている。

2016年改定における医療区分見直し

この医療区分について，前回**2016年度改定では医療区分の疾患，処置の定義の厳格化**を行った。具体的には，**医療区分3の酸素療法，医療区分2の頻回な血糖検査，うつ状態の治療の定義を厳格化**した。また，それまで療養病20対1のみに要件化されていた医療区分3と2の患者数8割という要件を，それまでは要件されていなかった**療養病床25対1にも導入し，その割合を5割**とした。

この改定による影響評価を入院医療分科会で行ったところ，先の定義厳格化により**医療区分3の該当患者が医療区分2へ，医療区分2の患者が医療区分1へと一部移動**した。また医療区分3と2の患者割合は療養病棟20対1で9割，療養病棟25対1で6割を占めていることが明らかになった。

2018年改定へ向けての医療区分見直し

2018年度改定へ向けた医療区分の見直しについて，入院医療分科会で，医療区分ごとに認知症診断の有無や認知症高齢者の日常生活自立度，要介護度，医療的な状態，直接の医療提供

図表2-14 療養病棟入院基本料について（平成28年4月以降）

療養病棟入院基本料1

【施設基準】
①看護配置：20：1以上 ②医療区分2・3の患者が8割以上

	医療区分3	医療区分2	医療区分1
ADL区分3	1,810点	1,412点	967点
ADL区分2	1,755点	1,384点	919点
ADL区分1	1,468点	1,230点	814点

療養病棟入院基本料2

【施設基準】
①看護配置：25：1以上 ②医療区分2・3の患者が5割以上

	医療区分3	医療区分2	医療区分1
ADL区分3	1,745点	1,347点	902点
ADL区分2	1,691点	1,320点	854点
ADL区分1	1,403点	1,165点	750点

医療区分

医療区分3
【疾患・状態】
- スモン ・医師及び看護師により、常時監視・管理を実施している状態

【医療処置】
- 24時間持続点滴 ・中心静脈栄養 ・人工呼吸器使用 ・ドレーン法 ・胸腹腔洗浄
- 発熱を伴う場合の気管切開、気管内挿管 ・感染隔離室における管理
- 酸素療法（常時流量3L/分以上を必要とする状態）

医療区分2
【疾患・状態】
- 筋ジストロフィー ・多発性硬化症 ・筋萎縮性側索硬化症 ・パーキンソン病関連疾患
- その他の難病（スモンを除く）
- 脊髄損傷（頸髄損傷） ・慢性閉塞性肺疾患（COPD）
- 疼痛コントロールが必要な悪性腫瘍 ・肺炎 ・尿路感染症
- リハビリテーションが必要な疾患が発症してから30日以内 ・脱水かつ発熱を伴う状態
- 体内出血 ・頻回の嘔吐かつ発熱を伴う状態 ・褥瘡 ・末梢循環障害による下肢末端開放創
- せん妄 ・うつ状態 ・暴行が毎日みられる状態（原因・治療方針を医師を含め検討）

【医療処置】
- 透析 ・発熱又は嘔吐を伴う場合の経腸栄養 ・喀痰吸引（1日8回以上）
- 気管切開・気管内挿管のケア ・頻回の血糖検査
- 創傷（皮膚潰瘍 ・手術創 ・創傷処置）
- 酸素療法（医療区分3に該当するもの以外のもの）

医療区分1 医療区分2・3に該当しない者

ADL区分

ADL区分3：23点以上
ADL区分2：11点以上～23点未満
ADL区分1：11点未満

当日を含む過去3日間の全勤務帯における患者に対する支援のレベルについて、下記の4項目に0～6の範囲で最も近いものを記入し合計する。
新入院（転棟）の場合は、入院（転棟）後の状態について評価する。
（ 0.自立、1.準備のみ、2.観察、3.部分的援助、4.広範な援助、5.最大の援助、6.全面依存）

項目	支援のレベル
a ベッド上の可動性	0～6
b 移乗	0～6
c 食事	0～6
d トイレの使用	0～6
（合計点）	0～24

出典：中央社会保険医療協議会 診療報酬調査専門組織 入院医療等の調査・評価分科会、2017年10月18日

頻度、直接の看護提供頻度などを見たところ、いずれも医療区分が1, 2, 3と進むに従って段階的に上昇していることがわかった。一例として医療区分別の医師の直接の診察や指示の見直し頻度をみると、医療区分1, 2, 3の順に段階的に増加している（図表2-15）。

ところが、**入院基本料を除く出来高の診療報酬点数をDPCデータから見ると、医療区分1は2, 3より低いが、医療区分2と3の間にはあまり差がない**こともわかった（図表2-16）。本来ならば医療区分2と3の間に点数差がもっと出てよいはずである。また、療養病床の現場では医療区分1でも医療の必要度が高い患者がいるなどとして、医療区分の抜本的な見直しを求める声も根強かった。こうしたことから、**DPCデータを使ってより詳細な医療区分ごとの調査が必要**とされた。

療養病床におけるDPCデータの提出

ただ、療養病床で医療区分による支払い方式の適切性を検証するには、DPCデータによる精査が必要だ。しかし、DPCデータを提出しているのは療養病床全体の4分の1に満たない。DPCデータを提出している病院はケアミクス型の病院で、療病病床以外の一般病床でDPCによる包括支払いを行っている。そのため数はそれほど多くはない。医療区分の今後の見直しに当たっては、**これまでDPCデータを収集していない療養病床にもデータを提出してもらう**ことが必要だ。

また、現在用いているDPCデータは急性期病院を対象に作られているので、療養病床向けにはDPCデータのうち様式1を慢性期バージョンに作り替える必要があり、その見直しが必要ということになった。この見直しのため厚労省は、2017年3月に「慢性期入院医療の包括評価調査分科会」の調査方法を参考に、療養病床の入院患者の特性調査やタイムスタディ調査を実施した。患者約1300人の結果を分析したところ、**脱水や発熱、低栄養といった症状や状態の有無や、要介護度の区分などがケアにかかる時間と関係**していた。

図表 2 － 15　直接の医療提供頻度

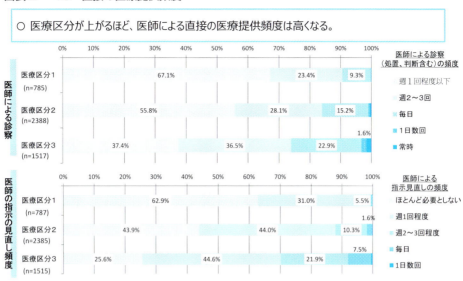

出典：平成28年度入院医療等の調査（患者票），中央社会保険医療協議会 診療報酬調査専門組織 入院医療等の調査・評価分科会，2017年8月4日

図表 2 － 16　医療区分別の1日当たり平均点数

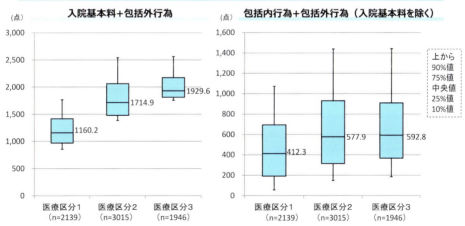

出典：保険局医療課調べ（平成28年6月分DPCデータ），中央社会保険医療協議会 診療報酬調査専門組織 入院医療等の調査・評価分科会，2017年8月4日

　これを踏まえて同省は入院医療分科会で，患者の脱水の有無などのデータを提出するように療養病棟を有する病院に求める案を示した。具体的には，**脱水のほか発熱や低栄養の有無，入退院時の要介護などの項目をDPCデータの「様式1」（匿名化した患者の簡易診療録情報）に加えて提出させる**こととした（図表2－17）。

　これを受けて入院医療分科会の委員からは，「発熱の有無などの定義を明確にすべきだ」と言った意見や，「どのようなタイミングで報告するのか」といった意見が出て，その詳細を引き続き検討することになった。

　また，様式1には患者の入退院時の日常生活動作（ADL）のランクや「認知症高齢者の日

図表 2 - 17 慢性期の病棟におけるデータ提出項目（案）

DPCデータ様式1の既存の項目のうち、慢性期の病棟において提出を求める主な項目
- 患者の基本情報
- 入院年月日、退院年月日、退院時転帰、退院後の在宅医療の有無
- ADL（入院時、退院時）
- 認知症高齢者の日常生活自立度
- 主傷病等のICDコード　等

DPCデータ様式1の中で、慢性期の病棟において新たに提出を求める主な項目
- 慢性期の患者に特徴的な症状・状態の有無（月ごとに入力）

　＜項目例＞
　・脱水　　・摂食・嚥下機能低下　・認知症の周辺症状
　・発熱　　・低栄養
　・褥瘡　　・疼痛の訴え　　　　　　　　　　　　　等

- 要介護度（認定のある場合のみ入力）（入退院時に入力）

出典：中央社会保険医療協議会　診療報酬調査専門組織　入院医療等の調査・評価分科会　2017年10月18日

常生活自立度」のランクなども記入することになっている。一方、療養病床にはあまり必要のない手術日や化学療法の有無などの情報も入っている。このため様式1のこうした記載項目も整理することになった。

そのほか、DPCデータにはレセプトデータであるEF統合ファイルがあり、ここに入院中に行った診療行為や投与した医薬品の量などを実施部位と併せて記入する。ただ、これまで出来高払いを行っていない包括支払いの療養病床にとって、EFファイルの作成・提出が負担だと指摘する委員も多かった。このため厚労省は、療養病床用に改編した「様式1」の提出をまずは求めることとしたうえで、EF統合ファイルについては「（病院が）提出する場合と提出しない場合の整理が必要」と述べた。また委員からは、データを提出する病院の負担軽減策の検討も必要との意見が出され、「療養病棟の入院患者の医療区分などを毎日評価する現行ルールを見直して、その提出頻度を下げる」などが必要とする意見もあった。

また先述したように、療養病床のDPCデータ提出率は全体で25％だが、病床規模によっても違う。療養病床でも特に200床以上の病院のデータ提出率は40％と高いが、200床未満の病院のデータ提出率は24％と低い。このため病床規模によって条件を緩和すべきという委員の意見もあった。

療養病床におけるDPCデータ提出は医療区分の見直しには必須である。

療養病床の医療区分見直しについて見てきた。2018年度改定ではまず、療養病床のパフォーマンスを調査するために療養病床用に改編したDPCデータの提出が始まるだろう。そしてこれらのデータをもとに、次々回2020年改定で、必要があれば療養病床の医療区分の大幅な見直しが実施されることになるだろう。

参考文献

厚生労働省，第10回中央社会保険医療協議会診療報酬調査専門組織「入院医療等の調査・評価分科会」資料（2017年10月18日）http://www.mhlw.go.jp/stf/shingi2/0000180671.html

6 療養病床と「介護医療院」の創設

2016年10月，社会保障審議会「療養病床の在り方等に関する特別部会」（以下，特別部会）が，検討結果をまとめた素案を提示した。この素案をもとに，2017年度末までの廃止が決まっていた介護療養病床6.3万床と，医療療養病床のうち看護配置25対1の8万床の移行先の具体的な法改正の議論が始まり，療養病床の転換先として新たな介護保険施設の類型である「**介護医療院**」が提示された。

本項では，この療養病床問題と介護医療院について見ていこう。

療養病床の歴史的経緯

まず，療養病床問題の歴史的経緯を振り返ってみよう。

この療養病床問題については第1章でも述べたが，その根源は約40年以上前に遡る。まず1973年に老人福祉法改正で老人医療費が無料化された結果，いわゆる**老人病院**が全国で急増する。こうした老人病院は，医師，看護師の配置も薄く，これを老人施設代わりに使うといういわゆる**社会的入院**問題が起きる。

そして第1章の①でも述べたように，1983年，この配置人員の薄い老人病院を**特例許可老人病院**として，医療法上の特例として追認する。

こうして現在の医療療養病床27.7万床，介護療養病床6.3万床，合わせて34万床の療養病床ができあがる。その後，医療費総額抑制を主張する経済財政諮問会議の議論を受けて，介護療養病床を**介護療養型老人保健施設**（転換型老健）に転換し，2011年度までに介護療養病床を廃止するとした。しかし結局，介護療養病床の転換型老健への転換は進まず，廃止年限も6年延長して2017年度末までとした。

この介護療養病床についてはさらに議論が続く。特に2015年度の介護報酬改定をめぐる論議のなかで，「介護療養病床には医療必要度の高い要介護者も少なくない。介護療養病床が果たしている機能は今後も必要である」との意見が数多く出された。このため新たに「**療養機能強化型の介護療養病床**」を設定し，利用者の病態や重症度に応じてAとBの区分に分けた。

また人員配置の面からみると，医療法では「療養病床の看護配置は4対1」となっている。これは診療報酬の基準に換算すると「20対1」となる。つまり療養病床25対1は医療法の配置基準を満たしておらず，医療法の経過措置として2017年度末までしか認められていなかった。このため25対1の療養病棟8万床と介護療養病床6.3万床とを合わせた14.3万床について，2017年度末までに廃止を検討することになった。

医療内包型の介護医療院

この検討のため厚労省は2015年7月，まず「療養病床の在り方等に関する検討会」（以下，検討会）を医政局，保険局，老健局の3局合同で開催し，議論をスタートさせた。なお，筆者も検討会のメンバーの1人としてこの議論に加わった。

検討会は2016年1月，療養病床の転換移行先として2つの類型を提示した。**第一の類型は「医療機能を内包した施設系サービス」（以下，医療内包型），もう一つの類型は「医療を外から提供する居住スペースと医療機関の併設型」（以下，医療外付け型）**となった。医療内包型は利用者の医療の必要度に応じて，療養機能強化型介護療養病床と老人保健施設相当の2つのパターンに区分した。この案をもとに社会保障審議会特別部会がその細部を詰めて，介護医療院の案に至る。

次に特別部会の検討結果を見ていこう。まず医療内包型の基本的性格は「要介護高齢者の長期療養・生活施設」となり，これまでの介護保険施設，すなわち「介護老人福祉施設」（特養ホーム），「介護老人保健施設」（老健施設）と並ぶ介護保険施設として位置づけられることになる。ただ，これまでの介護療養病床より生活

機能を重視した位置づけになる。

そして先述したように，医療内包型の施設は入所者の状態に応じてⅠ型とⅡ型の2つに区分される。**Ⅰ型は重篤な身体疾患を有する者・身体合併症を有する認知症高齢者など，現在の療養機能強化型A・Bに相当する者が入所する施設。Ⅱ型はⅠ型と比べて容体が比較的安定した者が入所する施設**である。

それぞれの入所者像に照らして，厚労省は**Ⅰ型では介護療養病床相当**（医師48対1・3人以上，看護6対1，介護6対1），**Ⅱ型では老健施設相当**（医師100対1・1人以上，看護・介護3対1・うち看護は7分の2以上）を想定した（図表2－18）。

Ⅱ型は療養機能強化型A・Bまでではないものの，老健施設よりもさらに医療の必要性が高い利用者の入所を想定している。以上より入所者の医療必要度順に並べれば，医療内包型のⅠ型，Ⅱ型，介護老人保健施設という順序となる。

また医療内包型といっても生活機能を重視するところから，Ⅰ型，Ⅱ型の双方とも老健施設相当の「**1床当たり8.0㎡**」の面積基準が設定されることになった。ただし，現行施設からの円滑な転換を促すため，**大規模修繕までは「6.4㎡の多床室」も認められる**ことになった。そして医療内包型は介護保険施設の一つの類型であることから，低所得者対策である食費，居住費の一部が保険給付される補足給付の対象ともなった。

さらに医療内包型の介護保険施設の名称も問題になった。以前，介護療養病床が介護老人保健施設に転換が進まなかった理由の一つに，この名称問題があった。

病院の長は医師である院長である。今回の医療内包型介護保険施設は院内施設となるため，院長が施設長を兼務するケースが起きる。すると医師である院長が介護老人施設の施設長を兼ねることになる。しかし，医師は施設長という名称を好まないようだ。このため「介護医療院」とすれば院長の呼称が使えるということで，苦

図表2－18 医療機能を内包した施設系サービス

● 平成29年度末に設置期限を迎える介護療養病床等については、現在、これらの病床が果たしている機能に着目し、今後、増加が見込まれる慢性期の医療・介護ニーズへの対応、各地域での地域包括ケアシステムの構築に向けて、地域の実情等に応じた柔軟性を確保した上で、その機能を維持・確保していく。

	新たな施設	
	（Ⅰ）	（Ⅱ）
基本的性格	要介護高齢者の長期療養・生活施設	
設置根拠（法律）	介護保険法 ※ 生活施設としての機能重視を明確化。 ※ 医療は提供するため、医療法の医療提供施設にする。	
主な利用者像	重篤な身体疾患を有する者及び身体合併症を有する認知症高齢者 等（療養機能強化型A・B相当）	左記と比べて、容体は比較的安定した者
施設基準（最低基準）	介護療養病床相当 （参考：現行の介護療養病床の基準） 医師 48対1（3人以上） 看護 6対1 介護 6対1 ※ 医療機関に併設される場合、人員配置基準の弾力化を検討。 ※ 介護報酬については、主な利用者像等を勘案し、適切に設定。具体的には、介護給付費分科会において検討。	老健施設相当以上 （参考：現行の老健施設の基準） 医師 100対1（1人以上） 看護・介護 3対1 ※ うち看護2/7程度
面積	老健施設相当（8.0㎡/床） ※ 多床室の場合でも、家具やパーテーション等による間仕切りの設置など、プライバシーに配慮した療養環境の整備を検討。	
低所得者への配慮（法律）	補足給付の対象	

出典：社会保障審議会 療養病床の在り方等に関する特別部会，2016年12月20日

肉の策としてこの名称に落ち着いた。

医療外付け型居住スペース

次に医療外付け型の類型を見ていこう。

入居者は「**医療の必要性は多様だが，容体が比較的安定した者**」が対象とされている。また，医療外付け型はあくまでも「**医療機関**」と「**居住スペース**」の同一建物内での併設という形態を想定している。例えば医療療養病床の 25 対 1 が医療法の看護配置 4 対 1 を満たせない場合，一部病棟を居住スペースにして残りの病棟に人員を集約，看護 4 対 1 を満たせるようにし，看護配置 20 対 1 として医療療養病床として継続するといったかたちだ。

また，居住スペースの施設基準については，素案では特定施設入居者生活介護（介護ケア付きの有料老人ホーム）が参考として挙げられ，面積基準についても現行の有料老人ホームの面積基準 13㎡ が挙げられた。ただ，有料老人ホームなどの介護保険施設以外の類型を併設した場合には，低所得者に対する補足給付の対象とはならない。また同時に「個室」であることが必要となるのだが，特別部会の委員から「多床室」を求める声も少なくない。

そのほか，医療外付け型の居住スペースについてはいろいろな利用法があるだろう。例えば日本看護協会は看護多機能小規模施設（看多機）に転換してはどうかと主張している。

介護医療院への転換

医療内包型，医療外付け型を選ぶのか，また従来の医療療養病床や介護老人保健施設をどのような組み合わせで選択するかは，それぞれの開設者の経営判断に委ねられる。しかし，介護医療院の報酬水準や詳細な施設基準は 2018 年 4 月の同時改定で初めて明らかになるため，それまでは開設者はどの類型を選択するかの経営判断を行うことができない。このため同時改定後一定の経過措置が設けられる。特別部会でも黒田医療介護連携政策課長は「第 7 期介護保険事業計画（2018〜20 年度）の 3 年間を活用して移行を進めてはどうか」と述べていたが，検討の結果，第 7 期，第 8 期の 6 年間が経過措置期間となった（図表 2 − 19）。

ただ，療養病床からの介護医療院への転換については，第 7 期の 3 年間の経過措置期間中に移行したほうが賢明だろう。今回の介護報酬改定においても，3 年間の経過措置期間中の移行を促すため，介護医療院には療養環境や医療ニーズに応じた手厚い加算が用意されているからだ。

また，介護医療院への「一般病床などからの転換」について，筆者も参加した「検討会」でも話題となった。あくまでも今回の検討内容は療養病床からの転換が主題であり，一般病床，例えば 13 対 1 や 15 対 1 からの転換を本来は想定していない。しかし，医療内包型の介護施設の報酬体系にもよるが，一般病床の開設者にこの類型が選択できないとすると，新類型への新規参入を阻むことにもなりかねない。この点について岩村正彦委員（東京大学大学院法学政治学研究科教授）は，「介護療養からの転換が優先となるのは理解できるが，新設などを認めない期間は最大で 3 年程度であろう」とも述べて，経過期間後の新類型の一般病床への開放を意見として述べている。

しかし介護保険財政の観点からみれば，こうした新類型の拡大は地方自治体の介護財政負担を招くことにもなりかねず，自治体側は容易に認めないということも考えられる。今後の議論のポイントとなるだろう。

参考文献
厚生労働省，社会保障審議会療養病床の在り方等に関する特別部会資料，2016 年 12 月 20 日
　http://www.mhlw.go.jp/stf/shingi2/0000146258.html

図表2-19 新施設に関する法整備を行う場合のスケジュール（イメージ）

- 新施設を創設する場合には、設置根拠などにつき、法整備が必要。
- この場合には、平成29年度末で設置期限を迎える介護療養病床については、現場の医療関係者や患者の方々の理解を得て、期限を設けつつも、準備のための経過期間を設けることが必要。

【例】仮に新施設に関する法整備を行うことになった場合のスケジュール（イメージ）

※ 新たな類型について、具体的な道行きがわかるような資料を提出すべき、との委員のお求めがあったことから、作成したもの。

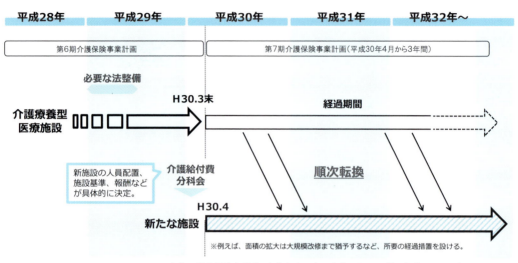

出典：社会保障審議会 療養病床の在り方等に関する特別部会，2016年12月20日

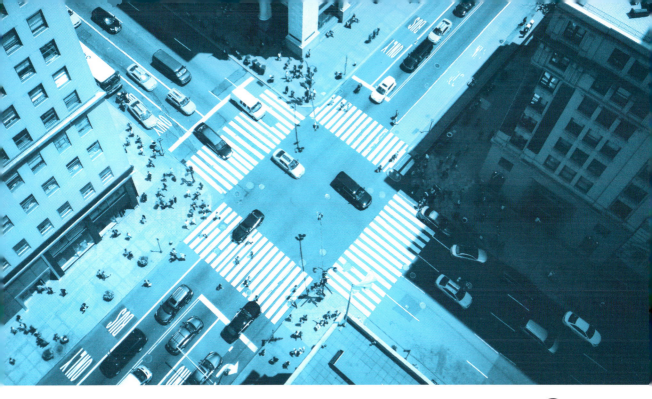

CHAPTER THREE　第3章
医療と介護のクロスロード

1 医療と介護の連携──看取りと訪問看護

　2018年は6年に1度の診療報酬・介護報酬同時改定の年だ。2017年4月以降，この同時改定へ向けて診療報酬改定を扱う中医協，介護報酬改定を扱う社会保障審議会・介護給付費分科会の議論がともに活発化した。特に同時改定は医療と介護の連携の仕組みを考えるうえでまたとない機会だ。しかもこの機会は，団塊の世代が後期高齢者となる2025年へ向け，医療・介護連携の仕組みを構築するうえでのラストチャンスでもある。

　こうしたことから2017年3月22日，4月19日の両日，中医協と介護給付費分科会のメンバーが都内に集まり，「医療と介護の連携に関する意見交換」（以下，意見交換，）を行った。このときの意見交換のテーマとなった看取り，訪問看護等における医療と介護の連携の課題について振り返って見よう。

医療と介護の連携に関する意見交換

　医療と介護のサービス提供において，特にその間の連携が求められる局面（フェース）には，①**退院支援**，②**日常療養支援**，③**急変時の対応**，④**看取り**──の4つのフェースがある。この4つのフェースを図式化すると図表3－1になる。これらは医療と介護のケアサイクルのなかで，特に医療・介護が緊密な連携が求められる局面だ。

　意見交換では4つのフェースごとに，（1）**看取り**，（2）**訪問看護**，（3）**リハビリテーション**，（4）**関係者・関係機関の調整・連携**──の4つの個別テーマを取り上げた。

　本項では，この個別テーマの(1)看取りと(2)訪問看護について，医療と介護の連携の観点から見ていくことにする。

図表3－1　医療と介護の連携が求められる4つのフェース

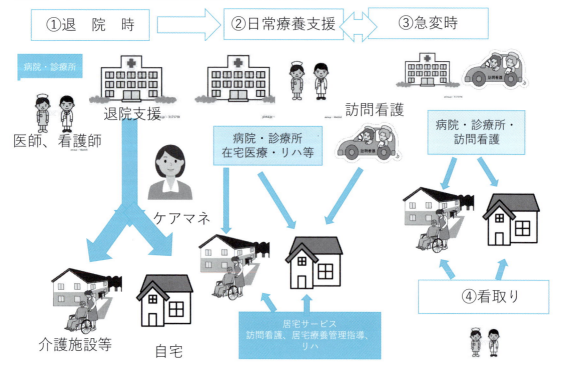

看取り

意見交換会ではまず「看取り」が取り上げられた。地域医療構想の2025年へ向けてのシミュレーションのなかでは，2025年時点でおよそ30万人の在宅医療患者の増加を見込んでいる。また2025年の年間総死亡数は154万人と現状より26万人増加する。そして国民のおよそ6割は「自宅での療養」を望んでいる。しかし，看取りは現状では医療機関で行われるケースが8割を占めている。

こうしたなか，在宅での看取りを促すために，診療報酬や介護報酬で在宅看取りに対する加算が順次整備されてきた。例えば診療報酬では**在宅患者訪問診療料の在宅ターミナルケア加算や看取り加算**など，介護報酬では**介護福祉施設サービス費の看取り介護加算，介護保険施設サービス費のターミナルケア加算**などが整備されてきてはいる。

しかし，現状でもまだまだ看取りに関する課題は多い。これを①**在宅**，②**介護保険施設**，③**医療機関**――に分けて見ていこう。

まず，①**在宅**では，「がん以外の患者では看取りの時期予測が困難で，個別ケース対応となることから看取りへの対応が十分でない」ことが指摘されている。

また，在宅で療養中の患者について，死亡日あるいは死亡前14日以内に2回以上の往診や訪問診療を行い，その患者が在宅で死亡した場合には，在宅患者訪問診療料に「在宅ターミナルケア加算」（機能強化型の在宅療養支援病院では6000点）が取れる。しかし，在宅療養中の患者が「医療機関での看取り」を希望していた場合には，訪問診療や往診などを行うかかりつけ医と入院先医療機関の医師との間で緊密な情報連携を行っていても，現行の報酬で評価されない。

このため2018年度改定においては，「結果（在宅での死亡）だけに着目せず，**ターミナルケアや看取りの実質的なプロセスも評価していく**」方針にしてはどうかという案が出された。

次に，②**介護保険施設**（特別養護老人ホームや有料老人ホームなど介護保険サービスの提供を行う施設）における看取りについて見ていこう。こうした介護保険施設での看取りでは，まず看取りそのものを行わない方針の特別養護老人ホームが1割以上もある。また有料老人ホームでは，その負担感から看取りを行わず，看取りのために病院に利用者を移す施設もあることが課題だ。

この理由の一つに，**利用者の死亡時の死亡診断書問題**がある。厚労省は特養が看取りを行わない理由について，「**医師法第20条がネックになっている**」との見方を示した。第20条は医師の診察から24時間以内の死亡について規定した条項で，死亡時に医師の立ち会いがない場合も，死亡後に改めて診察し，生前に診ていた疾患と関連した死と判定できる場合は死亡診断書を作成できるというのが正しい解釈である。しかし，診察から24時間を超過しての死亡は「異状死として警察への届出が必要，担当医が死亡診断書を作成できない」などと誤解されていることも多い。

特養の場合，配置医師の約8割が外部の非常勤医師であり，施設内の死亡に医師が立ち会うことが少ない。そのため厚労省は，特養の一部で看取りが行われない背景に，上記のような誤った法解釈がある可能性を指摘した。

③**医療機関**における看取りについても課題がある。医療機関内での看取りでは，患者や家族との情報共有の不足から，「**延命を望まない」という患者のリビングウイルに沿わない延命が行われている可能性**もある。またがん診療連携拠点病院以外での緩和ケアの状況が十分に把握されていないなどの課題がある。

こうした課題に対応するため，厚労省保険局医療課の迫井課長は，2018年度同時改定へ向けて以下の点を検討してはどうかと提案した。

①**在宅での看取り**
・がん以外の患者の看取り期における医療の関与
・末期がん患者へのサービス提供に当たっての，医療職とケアマネジャーとのさらなる円滑な連携

②**介護保険施設での看取り**
・特養ホームや居住系サービスが提供すべき医

療の範囲
- 外部医療機関が特養ホームなどの入所者に提供すべき医療の範囲

③ **医療機関での看取り**
- 医療機関での看取りを希望している患者に対する，医療機関も含めた在宅医療の関係者・関係機関間における情報共有，医療機関が提供するべき医療の範囲
- 緩和ケアのあり方

※　2018年改定では，介護保険施設における看取りを強化するため，①特養の配置医が夜間に看取りに立ち会えるよう介護報酬の加算を新設したり，②外部の医療機関と特養が協働して看取りを行えるよう介護報酬と診療報酬の看取り加算の平行算定を認める――等の変更がなされた。

訪問看護ステーション

次に訪問看護ステーションを見るに当たって，まず訪問看護における医療保険と介護保険との関係を見ていこう。

訪問看護は医療保険と介護保険がモザイク状に入り組んでいるので，医療と介護の関係をまず押さえておくことが必要だ。**原則として訪問看護は，利用者が介護保険対象者である場合，介護保険の給付が医療保険の給付に優先する**ことになっている。ただ末期の悪性腫瘍，難病患者，急性増悪等による主治医の指示があった場合に限り，医療保険の給付対象となる。このため訪問看護の利用者は，医療保険給付が17.1万人，介護保険給付が39.6万人である。

訪問看護ステーションの事業所数をみるとここ5年で1.4倍の伸びとなっていて，医療保険の訪問看護ステーションは8613カ所，介護保険の訪問看護ステーションは8484カ所となっている（2016年度）。一方，医療保険の訪問看護を行う病院・診療所は4284カ所だが，介護保険の訪問看護を行う病院・診療所は年々減少傾向にあり，1629カ所にとどまっている（図表3-2）。

特に**病院・診療所に併設した訪問看護ステー**

図表3-2　訪問看護の実施事業所・医療機関数の年次推移

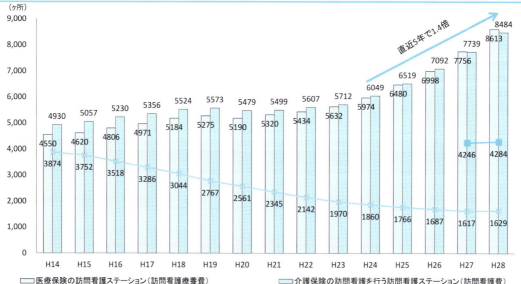

○　訪問看護ステーションの数は、近年の増加が著しい。訪問看護を行う病院・診療所は、医療保険で実施する病院・診療所が多く、介護保険を算定する病院・診療所は減少傾向である。

出典：「医療費の動向調査」の概算医療費データベース（各年5月審査分），NDBデータ（各年5月診療分），「介護給付費実態調査」（各年4月審査分），中央社会保険医療協議会，医療と介護の連携に関する意見交換，2017年3月22日

ションの減少が著しい。意見交換で全日病の猪口委員が，病院・診療所からの訪問看護は，「何かあったときに入院・介助もしやすくなる」と述べ，その有用性を指摘している。ただしそれと同時に，**病院・診療所からの訪問看護について，訪問看護ステーションとの報酬の差の見直し**を求めた。例えば介護保険では，病院・診療所からの訪問看護の介護報酬は，訪問看護ステーションの報酬と比べて全体的に低く，30分未満では71単位低い392単位となっている。こうした点数格差を次回報酬改定で是正してほしいものだ。

　意見交換ではこうした「訪問看護」について，厚労省が課題として以下の3点を挙げた。
① 訪問看護ステーションの事業規模の拡大や病院・診療所が行う訪問看護の拡大
② 訪問看護とほかのサービスを組み合わせた複合型のサービスの提供の推進
③ 訪問看護の24時間対応や急変時対応

　次回改定では以上の検討を受けて，以下のポイントなどが評価されそうだ。
● 医療機関併設型ステーションは，単独型ステーションに比べて重症患者対応や研修受入れ機能を有しているので，これを評価する
● 医療機関に入院する前の訪問看護ステーションから医療機関への情報提供を評価する

参考文献
厚生労働省．第1回医療と介護の連携に関する意見交換．2017年3月22日
　http://www.mhlw.go.jp/stf/shingi2/0000155666.html
厚生労働省．第2回医療と介護の連携に関する意見交換．2017年4月19日
　http://www.mhlw.go.jp/stf/shingi2/0000162533.html

2 在宅医療の見直し

2016年度診療報酬改定では，基本方針の重点課題に「地域包括ケアシステムの推進と医療機能の分化・強化，連携に関する視点」が掲げられ，その改革の基本的視点と具体的方向性のなかに「質の高い在宅医療・訪問看護の確保」が取り上げられた。

本項では，この在宅医療について，**①在宅医療を専門に行う医療機関，②在宅医療の質に応じた評価，③同一建物減算の扱い，④主治医機能**——の4つのポイントを見ていこう。

在宅医療を専門に行う医療機関

ポイント①の「在宅医療を専門に行う医療機関」について見ていこう。

訪問診療の実態を詳しくみると，**全体の3割弱の診療所が訪問診療のほとんどすべてを担っていて，しかも一部ではあるが1診療所で100人以上の在宅患者を診ているところもある。**

こうした在宅医療を専門に行う医療機関では，もっぱら訪問診療を行い，外来診療は行っていないところも多い。しかし健康保険法の趣旨から言えば，すべての保険医療機関は患者のフリーアクセスの観点から外来応需体制を有することが原則である。このため「（外来診療を行わず）在宅医療を専門に行う保険医療機関は認めていない」のが原則だった。しかし，この規定の運用については，地方厚生局によって指導内容がまちまちで全国一律の運用基準の指針が定められていないこともあり，外来応需を行わず在宅医療をもっぱら行う診療所も増えた。

こうした在宅医療専門の医療機関のあり方について，2014年6月に閣議決定された規制改革実施計画でも「2014年度中に結論を得て，必要な措置を取る」ことが決まっていた。この件について2015年2月の中医協では，「在宅医療を専門に行う医療機関については，軽症者を集めて診療するなどの弊害が生じやすい」，「かかりつけ医の通常の診療の延長上に在宅医療を行うことが基本」という意見や，これから増大する在宅医療のニーズに応えるには「在宅医療の供給体制確保を考え，柔軟に対応すべし」といった両論があった。

このため在宅医療を専門に行う医療機関の課題については，まず診療報酬上の対応を行うかたちで，以下のように改定のポイントが提示された。

在宅医療の質に応じた評価

まず，軽症者のみを診療する弊害についての対応として，ポイント②の在宅医療の質に応じた評価が挙げられた。その評価の視点から，看取り件数，要介護度別の患者割合等が厚労省の調査により行われた。調査からは，在宅医療を専門に行う医療機関でも，看取りを積極的に実施しているところと，看取りを行っていないところとに二極化していることがわかった。またその診療行為も，終末期患者に「鎮静薬の持続皮下投与」「胸水，腹水穿針」「モルヒネ皮下注」など積極的に行うところと行わないところに二極化していた。また，要介護度3以上の在宅患者が6割を占めていたが，要介護度の低い患者が多くを占めている医療機関も見られた。

こうした調査結果から厚労省は，質の高い在宅医療を評価する観点から，**在宅医療等において長期にわたり医療管理が必要な疾患リスト「別表7」と処置リスト「別表8」を用いて，これら別表に該当するか否かで患者を2段階に分けて，在宅医療の評価を行ってはどうかと提案**した（図表3-3）。

同一建物減算

ポイント③の同一建物（単一建物）減算については，先の厚労省の調査によると，在宅医療を専門に行う診療所には「居宅の患者を中心に診療している」ところと「高齢者住宅などの同一建物の患者を中心に診療している」ところに二極化していた。

同一建物の患者については2013年，診療所

図表3－3　長期にわたって医学管理の必要性が高い疾病・処置等

○ 在宅医療等において、長期にわたって医学管理の必要性が高いと評価されている疾病・処置等として、以下の様な項目が挙げられている。

		別表7※	別表8※※	左記の他医療区分2・3のうち長期に渡る管理を要する状態等
長期にわたって医学管理の必要性が高い疾病・処置等	継続的な医学管理等が必要な処置	・人工呼吸器の使用	・中心静脈栄養　・人工呼吸 ・気管切開　・酸素療法 ・持続陽圧呼吸療法 ・気管カニューレ/留置カテーテルの使用 ・自己腹膜灌流　・血液透析 ・経管栄養等　・自己導尿 ・自己疼痛管理　・人工肛門/人工膀胱	・中心静脈栄養 ・人工呼吸器 ・気管切開等 ・酸素療法　・透析 ・経腸栄養
	長期に渡る療養が必要な疾病	・スモン　・ハンチントン病 ・多系統萎縮症　・ライソゾーム病 ・球脊髄性筋萎縮症　・頸髄損傷 ・多発性硬化症　・プリオン病 ・進行性筋ジストロフィー症 ・副腎白質ジストロフィー ・慢性炎症性脱髄性多発神経炎 ・重症筋無力症 ・パーキンソン病関連疾患 ・脊髄小脳変性症 ・亜急性硬化性全脳炎 ・脊髄性筋萎縮症 ・末期の悪性腫瘍 ・後天性免疫不全症候群	・悪性腫瘍　・肺高血圧症 ・褥瘡（真皮を超える）	・スモン ・筋ジストロフィー ・多発性硬化症 ・筋萎縮性側索硬化症 ・パーキンソン病関連疾患 ・その他の難病 ・悪性腫瘍　・脊髄損傷等 ・褥瘡
	短期的に病態が増悪した状態等		・点滴注射	
その他		別表7・8に該当しない又は医療区分1に該当する状態		

※別表7:在宅患者訪問診療料において週4回以上の訪問診療が可能　※※別表8:退院時共同指導料において、特別な管理を要する状態等として評価

出典：中央社会保険医療協議会，2015年11月11日

の開設者の親族が経営する高齢者住宅の入居者300名のみを対象に訪問診療（1日当たり37名，1人当たり診療時間5～10分，1カ月当たりの訪問回数4～5回）を行っていた例などが中医協でも問題となった。このように比較的軽症の患者を短時間で頻回に訪問診療することでも在宅時医学総合管理料（月2回訪問5000点）が請求できる。こうしたモラルハザードを防ぐため，2014年度診療報酬改定では**同一建物減算**が行われ，在宅時医学総合管理料は同一建物の場合4分の1近くまで減額される結果となった。

しかし、これに対して在宅医療を専門に行う医療機関や高齢者住宅側が反発し，国会でも問題となった。こうした経緯もあり、厚労省は「月に1度でも同一建物以外の訪問診療料を算定していれば同一建物減算を行わない」という緩和策を設けた。

しかし、この緩和策を利用して、わざわざ訪問日を調整する事例が数多く出現した。厚労省側も「かえって非効率な医療を誘発している」として問題視し、2016年度の改定でその是正を行った。具体的には**同一建物の診療患者数で1人の場合，2人から9人の場合，10人以上の場合──と人数別に分けた。そして先の別表7**と別表8による重症度，1カ月2回訪問と1回訪問に分けたマトリックスを作り，それぞれに点数設計を行った（図表3－4）。

主治医機能

ポイント④の**主治医機能**は，2014年度診療報酬改定で導入された外来での主治医機能を評価する包括点数で，**地域包括診療料（月1回算定1503点），地域包括診療加算（1回当たり20点）**の2種類がある。

地域包括診療料は，診療所と200床未満の病院で算定でき，高血圧症，糖尿病，脂質異常症，認知症の4疾患のうち2つ以上を有する患者に，服薬指導や生活管理のほか在宅医療などを行うことが要件となっている。地域包括診療加算は診療所のみが算定可能で，主に服薬指導や生活管理に対する評価だ。

厚労省の調査によれば，算定件数は2014年度改定から1年3カ月が経過した2015年7月時点で，地域包括診療料は93施設，地域包括診療加算は4713施設が算定するにとどまり，その数は伸び悩んでいた。

こうした状況を踏まえて厚労省は，地域包括診療料・地域包括診療加算の**対象患者に「高血

図表3-4　在宅時医学総合管理料（平成28年度～）

① 機能強化型在支診（病床あり）／機能強化型在支病

単一建物診療患者数		月2回以上訪問		月1回訪問
		重症患者	重症患者以外	
	1人	5,400点	4,600点	2,760点
	2～9人	4,500点	2,500点	1,500点
	10人以上	2,880点	1,300点	780点

② 機能強化型在支診（病床なし）／機能強化型在支病

単一建物診療患者数		月2回以上訪問		月1回訪問
		重症患者	重症患者以外	
	1人	5,000点	4,200点	2,520点
	2～9人	4,140点	2,300点	1,380点
	10人以上	2,640点	1,200点	720点

③ ①②以外の在支診・在支病

単一建物診療患者数		月2回以上訪問		月1回訪問
		重症患者	重症患者以外	
	1人	4,600点	3,800点	2,280点
	2～9人	3,780点	2,100点	1,260点
	10人以上	2,400点	1,100点	660点

④ その他の保険医療機関

単一建物診療患者数		月2回以上訪問		月1回訪問
		重症患者	重症患者以外	
	1人	3,450点	2,850点	1,710点
	2～9人	2,835点	1,575点	945点
	10人以上	1,800点	850点	510点

出典：中央社会保険医療協議会総会，2017年11月10日

圧症，糖尿病，高脂血症以外の疾患を有する認知症患者」も加えることを提案した。これにより増加が見込まれる認知症患者に対して総合的な治療・管理が提供されることになり，結果として重複受診や多剤・長期投与の適正化に期待をかけている。

訪問看護ステーション

最後に訪問看護ステーションにおける2016年度の改定項目を見ていこう。

2014年に導入された**機能強化型訪問看護ステーション**は，看取り件数，重症利用者数，ケアマネジャーの配置等を満たせば，**常勤看護師数7人以上で機能強化型訪問看護管理療養費1（12400円），常勤看護師数5人以上で機能強化型訪問看護管理療養費2（9400円）**と手厚い評価がされている（図表3-5）。しかし，この機能強化型訪問看護ステーション数が伸び悩んでいる。2015年，**全国の機能強化型訪問看護ステーション数はわずか308で，全国7739の訪問看護事業所の4％**にしか達していない。

その理由は先の要件のハードルが高いことによる。一般の訪問看護事業所が機能強化型を届けることができない理由は，①常勤換算看護師数5人以上，7人以上を満たすことができない，②看取り件数を満たすことができない，③重症利用者数の要件を満たすことができない——の3点である。

そこで2016年度改定では要件緩和のため，まず看取り件数のハードルを見直すことが考えられた。それまではターミナルケアを行い，在宅がん医療総合診療料を算定していても，その利用者数は看取り件数に含まれていなかった。このため**年間看取り件数に在宅がん医療総合診療料を算定している利用者を加えた**。厚労省のシミュレーションによると，現在の看取り件数に在宅がん医療総合診療料分の利用者数を加えると，機能強化型訪問看護ステーションは約8％増えると考えられている。

次に医療ニーズの高い小児の受入れの要件を加えた。現在，新生児特定集中治療室（NICU）の最大の課題は長期入院児の増加であり，1年以上の長期入院児が年を経るごとに増えている。現状ではこうした長期入院児を在宅で受け入れてくれる訪問看護ステーシが圧倒的に不足している。このため中医協は，機能強化型訪問看護ステーションの施設要件に看取り件数だけでなく，**超重症児ら小児の24時間受入れ体制**

図表3-5 在宅医療を担う医療機関の確保と質の高い在宅医療

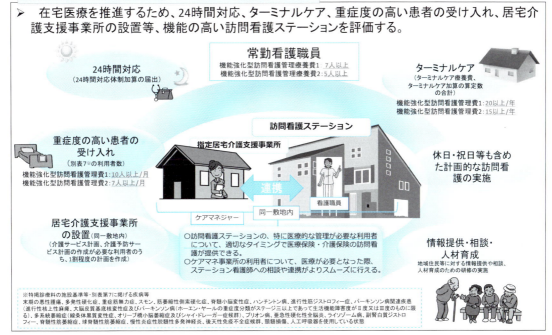

出典：平成26年度診療報酬改定の概要，2014年4月15日

を加えた。

以上，地域包括ケアシステムの構築に欠かすことのできない診療所と訪問看護ステーションにおける2016年度改定項目を紹介した。

さて，2018年改定ではどうなるのだろう。機能強化型訪問看護ステーションについては，機能強化を図るため，以下の2点の要件の追加が検討されている。

1. 特定相談事業所が併設されていること
2. 療養通所介護事業所の指定を受けていること

この特定相談事業所とは，障害のある人に対する相談支援を行う施設で，サービス等利用計画についての相談および作成などの支援を行う。一方，療養通所介護事業所は，医療ニーズの高い患者の療養通所を支援する施設だ。

参考文献

厚労省，中央社会保険医療協議会総会資料　在宅医療その2，2015年5月27日
　http://www.mhlw.go.jp/file/05-Shingikai-12404000-Hokenkyoku-Iryouka/0000086908.pdf

厚労省，中央社会保険医療協議会総会資料　在宅医療その3　2015年10月7日
　http://www.mhlw.go.jp/file/05-Shingikai-12404000-Hokenkyoku-Iryouka/0000099999.pdf

③ 保険薬局・薬剤師業務の見直し

2015年は保険薬局にとっては大きな節目の年となった。2015年2月の大手チェーンドラッグストアの薬歴未記載問題に始まり，3月には内閣府の規制改革会議「医薬分業の規制の見直し」の公開ディスカッション，そして5月に塩崎厚労相（当時）による「門前薬局からかかりつけ薬局への移行も促し，病院の前の景色を変える」発言，さらに6月の規制改革実施計画「かかりつけ薬局の要件，門前薬局の評価の見直し，薬局全体の改革の中長期的方向性」の閣議決定，10月の厚労省による「患者のための薬局ビジョン」の公表——と連なった。

このように2015年は，1974年に始まった医薬分業40年の歴史のなかでも，保険薬局や医薬分業のあり方の見直しをめぐって最も大きく動いた年となった。これらを受けて2016年度診療報酬改定が行われたのである。

医薬分業バッシング

もちろん医薬分業のあり方に対する見直し意見や批判はこれまでにもあった。すでに2002年，健康保険組合連合会（健保連）は医薬分業を次のように疑問視していた。「総薬剤点数について，院外の方が高く，医薬分業の実施により薬剤費が減るのではないかとの予測とは一致しない結果となっている」。また2012年には，四病院団体協議会も「国が進めてきた医薬分業の効果をきちんと検証すべきだ」としていた。そして2013年，日本医師会も日医総研のワーキングペーパーのなかで，「調剤薬局チェーンの高利潤化」や「（院外の）調剤報酬の妥当性」について批判の目を向けている。

では，そもそも医薬分業とはいったい何のために行われているのだろう。

厚労省による医薬分業の定義とその意義は以下のとおりである。

医薬分業とは
　医師が患者に処方せんを交付し，薬局の薬剤師がその処方せんに基づき調剤を行い，医師と薬剤師がそれぞれの専門分野で業務を分担し国民医療の質的向上を図るもの。

医薬分業のメリット
- かかりつけ薬局において，薬学的観点から処方内容をチェックすることにより，適切な薬物療法の実施に資するとともに，複数診療科受診による重複投与，相互作用の確認などができ，薬物療法の有効性，安全性が向上する。
- 薬の効果，副作用，用法などについて薬剤師が，処方した医師・歯科医師と連携して，患者に説明（服薬指導）することにより，患者の薬に対する理解が深まり，調剤された薬を用法どおり服用することが期待でき，薬物療法の有効性，安全性が向上する。
- 薬価差の縮小とあいまって医薬分業が進むことで，医療機関の薬剤管理コスト削減や採用医薬品に縛られないもっぱら医学的観点からの処方が推進されるとともに，薬局における残薬解消の取組みや後発医薬品の使用促進により医療保険財政の効率化にも寄与する。

患者のための薬局ビジョン

そして2017年10月に厚労省は，先述の「患者のための薬局ビジョン」のなかで，「**かかりつけ薬剤師・薬局が持つべき3つの機能**」を明示した（図表3－6）。

その内容は大きく分けると，①**服薬情報の一元的・継続的把握**，②**24時間対応・在宅対応**，③**医療機関等との連携**——から成る。

①については，患者がかかっているすべての医療機関や服用薬を一元的・継続的に把握し，**お薬手帳の一冊化・集約化**を実施する。また，**電子版お薬手帳**のようなICT活用も推進する。②では**開局時間外でも随時電話相談を実施，夜間・休日でも調剤を実施，在宅対応にも積極的に関与**——等を挙げた。③では処方医に対して**疑義照会や処方提案を実施**，処方医への**患者状態の情報フィードバック，残薬管理・服薬指導**を行う，**医薬品等の相談や健康相談**に対応し，

図表3-6 「患者のための薬局ビジョン」～「門前」から「かかりつけ」そして「地域」へ～

○かかりつけ薬剤師・薬局が持つべき3つの機能

- 地域包括ケアシステムの一翼を担い、薬に関して、いつでも気軽に相談できる かかりつけ薬剤師がいることが重要。
- かかりつけ薬剤師が役割を発揮するかかりつけ薬局が、組織体として、業務管理（勤務体制、薬剤師の育成、関係機関との連携体制）、構造設備等（相談スペースの確保等）を確保。

1．服薬情報の一元的・継続的把握
- 主治医との連携、患者からのインタビューやお薬手帳の内容の把握等を通じて、患者がかかっている全ての医療機関や服用薬を一元的・継続的に把握し、薬学的管理・指導を実施。
- 患者に複数のお薬手帳が発行されている場合は、お薬手帳の一冊化・集約化を実施。

2．24時間対応・在宅対応
- 開局時間外でも、薬の副作用や飲み間違い、服用のタイミング等に関し随時電話相談を実施。
- 夜間・休日も、在宅患者の症状悪化時などの場合には、調剤を実施。
- 地域包括ケアの一環として、残薬管理等のため、在宅対応にも積極的に関与。
 (参考)・現状でも半分以上の薬局で24時間対応が可能。（5.7万のうち約3万の薬局で基準調剤加算を取得）
　　　・薬局単独での実施が困難な場合には、調剤体制について近隣の薬局や地区薬剤師会等と連携。
　　　・へき地等では、患者の状況確認や相談受付で、薬局以外の地域包括支援センター等との連携も模索。

3．医療機関等との連携
- 医師の処方内容をチェックし、必要に応じ処方医に対して疑義照会や処方提案を実施。
- 調剤後も患者の状態を把握し、処方医へのフィードバックや残薬管理・服薬指導を行う。
- 医薬品等の相談や健康相談に対応し、医療機関に受診勧奨する他、地域の関係機関と連携。

出典：中央社会保険医療協議会 調剤報酬その2，2015年12月4日（2015年10月23日厚生労働省公表資料改変）

医療機関に**受診勧奨**を行う――等が挙がった。

また、「患者のための薬局ビジョン」では、薬局再編のロードマップについても言及している。現状では57,000軒ある薬局に対して、門前薬局を中心にして医薬分業のメリットが実感しにくいという声を受け、団塊の世代が75歳以上となる**2025年までに、門前薬局を含めたすべての薬局が「かかりつけ薬局」機能をもつ**ことを目指すとした。そして団塊の世代が85歳以上に到達する2035年までに、**門前に立地する薬局から地域に立地する薬局への移行**を促している。

さらにかかりつけ薬剤師としての役割の発揮に向けて、**薬剤師業務もこれまでの薬中心の対物業務から患者中心の対人業務へと移行することの必要性**を述べている。具体的には、処方せん受付、調剤、薬剤監査、在庫管理といった対物業務から、医師への疑義照会、丁寧な服薬指導、在宅訪問での薬学管理、副作用・服薬状況の処方医へのフィードバック、処方医への処方提案、残薬解消等に力点を移すことが必要と述べている。そして規制改革会議の指摘にもあったように、こうしたロードマップの検証としてKPI（キー・パフォーマンス・インディケータ）を用いてPDCAサイクルを回すことが必要と述べている。KPIとしては「かかりつけ薬剤師・薬局数」、「疑義照会の実施率・件数」、「24時間対応・在宅対応の実施率・件数」、「残薬解消の実施率・件数」、「後発医薬品の使用割合」等が挙げられている。

かかりつけ薬剤師等

以上を受けて、2016年度診療報酬改定における調剤報酬改定について、2015年12月4日の中医協総会に①かかりつけ薬剤師・薬局の評価、②対人業務の評価充実、③いわゆる門前薬局の評価の見直し、④高齢者への多剤処方の見直し――の4つの論点が厚労省より示された。

まず、①のかかりつけ薬剤師・薬局については、「患者のための薬局ビジョン」で、かかりつけ薬剤師・薬局がもつべき機能として、服薬情報の一元的・継続的把握、24時間対応・在宅対応、医療機関等との連携などが求められたことを踏まえ、**かかりつけ薬剤師の要件を明確化**したうえで、**かかりつけ薬剤師が行う業務を包括的に評価する仕組み**を新設する。

これまでは，かかりつけ薬剤師のような特定の薬剤師が行う業務を包括的に評価する仕組みはなかった。これを200床以下病院・診療所における主治医機能のように，患者が選ぶかかりつけ薬剤師に対する新たな点数が設けられた。

また**基準調剤加算**は，薬局ビジョンを踏まえ，在宅訪問の実績要件をさらに求めるとともに，開局時間，相談時のプライバシーに配慮した要件の追加や，24時間対応に関する実態に即した要件を明確化するなどの方向性が示された。また，薬局に一定時間以上勤務するかかりつけ薬剤師を配置することを基準調剤加算の要件に追加することになった。

②の対人業務の評価の充実に関しては，まず**薬剤服用歴管理指導料**ついて，患者が同じ薬局にお薬手帳を持参して繰り返し来局することのインセンティブを与えるため，**2回目以降に手帳を持参して来局する場合の点数を低くする**ことになった。

お薬手帳については，**電子版の手帳でも紙媒体と同等の機能を有する場合は，算定上，紙媒体の手帳と同様の取扱いが可能**と位置付けた。支払側の幸野庄司委員（健康保険組合連合会理事）は，電子お薬手帳の規格が標準化されていない点を指摘し，「まずは規格を統一化してから電子化すべき」と述べた。診療側の松本純一委員（日本医師会常任理事）も，全国どこの医療機関でも閲覧できなければ「紙（のお薬手帳）と同等とは言えない」との考えを示した。

また，継続的な薬学的管理を進めるための取組みも紹介された。福岡市薬剤師会は患者に「**節薬バッグ（ブラウンバッグ）**」を渡して，患者宅にある薬を持参してもらうことで残薬解消に努めている。こうした取組みで**医薬品費が約20％も削減された**という。そこで，こうした残薬管理の取組みを推進することになった。この福岡市薬剤師会のブラウンバックの取組みについて，幸野庄司委員は「今回提示された（中医協の）資料で，印象に残ったのはこの（医療費削減の）数字だ」と述べ，「節薬バッグ運動」を薬剤師の業務として要件化することに積極的に賛意を示した。

③のいわゆる大規模門前薬局の適正化に向けては，以下の論点が示された。現在，処方せん枚数が多く，かつ特定の医療機関からの処方せんの集中率が高い場合，調剤基本料を「特例点数」として低く設定しているが，さらに**特例点数の対象を拡大したうえで，それに加えてかかりつけ薬局機能を担っていない薬局については評価を下げる方針**が提示された。

これに対して診療側の安部好弘委員（日本薬剤師会常務理事）は，薬局が少ない地域では，いわゆる門前薬局ではないが小規模の薬局でも，特定の医療機関からの処方せんが集中するケースもある点を指摘した。こうした薬局は仮に集中率が高くなったとしても特例点数から外れるような措置を求めた。

④の高齢者の多剤処方は，薬剤有害事象の発現リスクを高め，アドヒアランスの低下と残薬の発生の温床となる。また，「高齢者野安全薬物療法ガイドライン2015（日本老年医学会）」や「日本版ビアーズ基準」など高齢者の多剤処方を減少させるためのツールもすでにある。こうした**ツールを活用して処方薬剤数が減少した場合に報酬上の評価を行う**ことになった。

以上，患者のための薬局ビジョンとそれに基づく2016年度調剤報酬改定について振り返ってみた。いよいよ保険薬局の薬剤師が，かかりつけ薬剤師として医師と協働して薬物療法に積極介入する時代がやってきた。

> ※ 国の後発医薬品のシェア率目標が「2020年9月までに80％」に設定されたことを受けて，後発医薬品調剤体制加算も見直しが行われ，2018年改定の前までは2段階（65％，75％）だったものが，最も高い点数を新設し，3段階（75％，80％，85％）となった。
> また，保険薬局の地域支援体制加算や，調剤基本料の減算ルールにも後発医薬品の数量シェアが盛り込まれることになった。

参考文献

厚労省，中央社会保険医療協議会資料調剤報酬その2，2015年12月4日
http://www.mhlw.go.jp/file/05-Shingikai-12404000-Hokenkyoku-Iryouka/0000106118.pdf

4 訪問看護と特定行為

2015年4月から看護特定行為の研修を行う指定研修機関の指定申請が始まり，同年10月，**「特定行為に係る看護師の研修制度」**がスタートした。本項では，同制度の概要と訪問看護師のかかわりを見ていこう。

スキルミクス

現在，団塊の世代700万人が後期高齢者となる2025年に向けて，全国各地で地域包括ケアシステムの構築が大きな課題となっている。この地域包括ケアシステムのポイントの一つが**訪問看護師**の活躍だ。訪問看護師は患者や家族にとってなんでも相談できる身近な存在であり，医師との協働はもとより介護職と医療職とをつなぐリエゾンの働きができる。

この訪問看護師の業務が大きく変わろうとしている。それは2015年10月から看護師の特定行為研修がスタートしたからである。看護師の特定行為研修によって，在宅医療における訪問看護師のより踏み込んだ看護実践が期待されている。

特定行為研修の内容に入る前に，その背景となった「**スキルミクス（Skill-mix）**」の概念と歴史について振り返ってみよう。

スキルミクスは，日本語では「**職種混合**」「**多職種協働**」と訳されている。このスキルミクスはもともと，看護職の職種混合から発した概念だ。看護チームは正看護師，准看護師，看護助手というように，資格，能力，経験，年齢などが異なるスタッフの混合配置から成る。この看護の職種混合の議論からスキルミクスの概念が生まれた。

その背景には，1990年代の先進各国における看護師不足がある。例えばカナダでは，1993年の医療費削減政策の結果，看護師が大量のリストラにあい，正看護師が一時解雇やパートタイムへの移行を余儀なくされた。その際，正看護師が本当はどれくらい必要なのか，また費用対効果のある最適な看護スキルミクスとは何か

などの議論が起こった。もともとはこうした看護の職種混合の議論から生まれたスキルミクスの概念ではあるが，最近ではそれが拡張されて，異なる職種間，例えば医師と看護師の間のそれぞれの役割の補完・代替関係を指したり，広義では異なる職種チームにおける職種混合のあり方や職種間の権限委譲，新たな職能の新設などを指し示す概念に発展している。

この広義のスキルミクスの研究も1990年代の医師・看護師不足に悩んだ欧米先進各国で進んだ。というのも先進各国とも医療技術の高度化と人口高齢化によって，医師，看護師の需要が急増しているからだ。しかし，特に医師は養成と維持に莫大なコストと時間がかかる「ハイコスト・ワーカー」である。そのため医師はそうそう簡単には増やせない。そこで先進各国では医師と看護師間のスキルミクスをはじめとして，多職種チーム内のスキルミクスについて様々な研究が進むことになった。こうした議論のなかで医師と看護師のスキルミクスについては，医師の仕事の一部を看護師が代替することで医師の人件費をはじめとする医療コストを抑え，なおかつ医療の質も向上するという二兎を追う手法として，その実践が先進各国の共通のトレンドとなってきている。

わが国の「特定行為に係る看護師の研修制度」は，以上に述べた先進各国で潮流となっているスキルミクスの概念を背景として国内で議論を重ねた結果，誕生したものだ。これまで医師に集中していた医療行為の権限の一部を，研修を行ったうえで看護師に移譲していく。

具体的には，**定められた特定の医療行為について事前に明確な手順書（プロトコール）を定め，その医療行為ごとの研修を行ったうえで，医師の包括的指示のもと，看護師にそれまでの医師の業務を委ねていく**というものだ。

看護師の特定行為

ここからは「特定行為に係る看護師の研修制

度」の検討の経緯を見ていこう。

厚労省の「チーム医療推進会議」（座長：永井良三・自治医科大学学長）は2013年3月，3年にわたる長い議論の末，**看護師が行う難易度の高い診療の補助行為を「特定行為」として法**に定めて，それを行うための研修制度の創設を盛り込んだ報告書をまとめた。

報告書では「特定行為」について，「実践的な理解力，思考力および判断力を要し，かつ高度な専門知識および技能を持って行う必要のある行為」と定義したうえで，「保助看法でそれを明確化し，具体的な特定行為については省令で定める」とした。

こうした経緯を経て，本制度は2014年6月に成立した「地域における医療及び介護の総合的な確保を推進するための関係法律の整備等に関する法律」のなかの保健師助産師看護師法（保助看法）の改正のなかに定められ，詳細が特定行為研修省令として発出された。実施は2017年10月1日からとなり，まさにこの日がわが国における医師と看護師のスキルミクスがスタートする瞬間となった。

ここからは特定行為研修の内容について，訪問看護師業務における役割を例にとりながら見ていこう。訪問看護師を例にとるのは，今後その業務に当たって特定行為の実施が期待されているからだ。

まずスキルミクスでは，どの領域で行うかを明確にしなければならない。この領域の確定が最初のステップだ。看護師の特定行為については様々な議論の結果，**38行為21区分**がまず定められた（図表3－7）。

図表3－7を見ると，在宅医療領域で訪問看護師が関わる行為が多い。例えば「栄養及び水分管理に係る薬剤投与関連」の「脱水症状に対する輸液による補正」などがそうだ。そのほか「創傷管理関連」の「褥瘡又は慢性損傷の治療における血流のない壊死組織の除去」，「呼吸

図表3－7 特定行為および特定行為区分（38行為21区分）

特定行為区分	特定行為
呼吸器（気道確保に係るもの）関連	経口用気管チューブ又は経鼻用気管チューブの位置の調整
呼吸器（人工呼吸療法に係るもの）関連	侵襲的陽圧換気の設定の変更
	非侵襲的陽圧換気の設定の変更
	人工呼吸管理がなされている者に対する鎮静薬の投与量の調整
	人工呼吸器からの離脱
呼吸器（長期呼吸療法に係るもの）関連	気管カニューレの交換
循環器関連	一時的ペースメーカの操作及び管理
	一時的ペースメーカリードの抜去
	経皮的心肺補助装置の操作及び管理
	大動脈内バルーンパンピングからの離脱を行うときの補助頻度の調整
心嚢ドレーン管理関連	心嚢ドレーンの抜去
胸腔ドレーン管理関連	低圧胸腔内持続吸引器の吸引圧の設定及び設定の変更
	胸腔ドレーンの抜去
腹腔ドレーン管理関連	腹腔ドレーンの抜去（腹腔内に留置された穿刺針の抜針を含む。）
ろう孔管理関連	胃ろうカテーテル若しくは腸ろうカテーテル又は胃ろうボタンの交換
	膀胱ろうカテーテルの交換
栄養に係るカテーテル管理（中心静脈カテーテル管理）関連	中心静脈カテーテルの抜去
栄養に係るカテーテル管理（末梢留置型中心静脈注射用カテーテル管理）関連	末梢留置型中心静脈注射用カテーテルの挿入
創傷管理関連	褥（じょく）瘡（そう）又は慢性創傷の治療における血流のない壊死組織の除去
	創傷に対する陰圧閉鎖療法
創部ドレーン管理関連	創部ドレーンの抜去
動脈血液ガス分析関連	直接動脈穿刺法による採血
	橈骨動脈ラインの確保
透析管理関連	急性血液浄化療法における血液透析器又は血液透析濾過器の操作及び管理
栄養及び水分管理に係る薬剤投与関連	持続点滴中の高カロリー輸液の投与量の調整
	脱水症状に対する輸液による補正
感染に係る薬剤投与関連	感染徴候がある者に対する薬剤の臨時の投与
血糖コントロールに係る薬剤投与関連	インスリンの投与量の調整
術後疼痛管理関連	硬膜外カテーテルによる鎮痛剤の投与及び投与量の調整
循環動態に係る薬剤投与関連	持続点滴中のカテコラミンの投与量の調整
	持続点滴中のナトリウム、カリウム又はクロールの投与量の調整
	持続点滴中の降圧剤の投与量の調整
	持続点滴中の糖質輸液又は電解質輸液の投与量の調整
	持続点滴中の利尿剤の投与量の調整
精神及び神経症状に係る薬剤投与関連	抗けいれん剤の臨時の投与
	抗精神病薬の臨時の投与
	抗不安薬の臨時の投与
皮膚損傷に係る薬剤投与関連	抗癌剤その他の薬剤が血管外に漏出したときのステロイド薬の局所注射及び投与量の調整

厚生労働省令第33号（平成27年3月13日）

出典：特定行為に係る看護師の研修制度について，公益社団法人日本看護協会

器（長期呼吸療法に係るもの）関連」の「気管カニューレの交換」，「ろう孔管理関連」の「胃ろうカテーテル若しくは腸ろうカテーテル又は胃ろうボタンの交換」などである。

訪問看護における特定行為実践例

このように在宅医療領域の特定行為が認められると，訪問看護師の業務が実際にどのように変わるかを見ていこう。

例として，在宅療養中に脱水を繰り返す患者Aさんについて見ていこう。Aさんはしばしば脱水症状を起こす。これまでは訪問看護師が脱水に気付いたとき，それを医師に報告し，医師の指示を待ってから点滴の処置を行っていた。このような場合，休日や夜間で医師と連絡がとれないと治療開始が遅れる。こうしたとき特定行為の研修を受けた訪問看護師であれば，事前に定められた業務手順（プロトコール）の範囲内なら自らの判断で点滴を開始することができ，あとで医師に実施報告をすればいいことになる。

こうした特定行為を看護師が行うには，医師との間で事前に定めた業務手順書（プロトコール）が大切である。業務手順では，以下の6つのポイントを押さえることが必要だ。

①当該手順書に係る特定行為の対象となる患者であること
②看護師に診療の補助を行わせる患者の病状の範囲を明確にすること
③診療の補助の内容
④特定行為を行うときに確認すべき事項を明らかにすること
⑤医療の安全を確保するために医師との連絡が必要となった場合の連絡体制
⑥特定行為を行ったあとの医師に対する報告の方法

以上を手順書に記載する。

特定行為研修

それでは，こうした特定行為研修はどこで受けられるのだろうか。

特定行為研修は厚労省の認可を受けた大学院などの教育機関，医療関連団体などで受けることができる。2017年12月現在，特定行為研修を行う指定研修機関は54施設ある。筆者が勤務する国際医福祉大学大学院もその一つであり，筆者もこの教育に関わり，毎年20名程度の大学院修士レベルの院生を受け入れている。

また，**指定研修機関によってそれぞれ養成したい看護師の対象領域が異なっている**。例えば国際医療福祉大学大学院の場合は慢性期と周術期，聖路加看護大学の場合は小児と麻酔急性期ケア，東京医療保健大学の場合はクリテイカルケアなど，それぞれプログラムが異なり，それにより研修対象となる特定行為区分も異なっている。

それではどのように研修が実施されるのだろうか。

特定行為研修の教育内容は，すべての特定行為区分に共通する「**共通科目**」と，特定行為区分ごとに異なる「**区分別科目**」から構成されており，それぞれ講義と演習または実習により履修することになる（図表3－8）。実習については，受講生の所属する施設が指定研修機関の協力施設となることで，勤務先で実習することが可能となる。

対象となる受講生について法律上の規定はないが，チーム医療のキーパーソンとして，おおむね3〜5年の実務経験を有する看護師の受講を想定している。受講期間は指定機関が選択した医療区分の数と内容にもよるが，4カ月から2年の間である。

なお現在，訪問看護の在宅医療関連区分に特化した指定研修機関はない。ぜひとも訪問看護の特定行為に特化した研修機関を設立したいものだ。

2025年問題の議論のなかでもスキルミクスのさらなる議論が必要だ。医療・介護の質を落とさずにそのコストを下げるスキルミクスが，これからの改革の大きな柱となるだろう。そのため看護師に続いて，薬剤師の特定行為が考えられてもいい。医師と共同して行う薬物治療管理（CDTM）を具体的に実践するのに当たって，**「薬剤師特定行為」**として規定していくのはどうだろうか。

生産年齢人口が減るなかで，医療と介護に無

図表3−8　共通科目の各科目及び区分別科目

	共通科目の内容	時間数
共通科目	臨床病態生理学	45
	臨床推論	45
	フィジカルアセスメント	45
	臨床薬理学	45
	疾病・臨床病態概論	60
	医療安全学	30
	特定行為実践	45
	合計	315

	特定行為区分	時間数
区分別科目	呼吸器（気道確保に係るもの）関連	22
	呼吸器（人工呼吸療法に係るもの）関連	63
	呼吸器（長期呼吸療法に係るもの）関連	21
	循環器関連	45
	心嚢ドレーン管関連	21
	胸腔ドレーン管関連	30
	腹腔ドレーン管関連	21
	ろう孔管関連	48
	栄養に係るカテーテル管理（中心静脈カテーテル管理）関連	18
	栄養に係るカテーテル管理（末梢留置型中心静脈注射用カテーテル管理）関連	21
	創傷管理関連	72
	創部ドレーン管理関連	15
	動脈血液ガス分析関連	30
	透析管理関連	27
	栄養及び水分管理に係る薬剤投与関連	36
	感染に係る薬剤投与関連	63
	血糖コントロールに係る薬剤投与関連	36
	術後疼痛管理関連	21
	循環動態に係る薬剤投与関連	60
	精神及び神経症状に係る薬剤投与関連	57
	皮膚損傷に係る薬剤投与関連	39

〈留意事項〉
・各指定研修機関において必要と考える専門的な内容について，各指定研修機関の判断により特定行為研修の内容に追加することは差し支えない。
・共通科目の各科目及び区分別科目の時間数には，当該科目の評価に関する時間も含まれる。

厚生労働省医政局通知（医政発0317第1号，2015年3月17日）に基づき作成

尽蔵の人材を集めることは不可能だ。そのなかで既存の人材と職能をフル活用するスキルミクスのさらなる拡大に期待したいものだ。

参考文献

厚生労働省「看護の質の向上と確保に関する検討会」（座長慶応大学大学院田中滋教授）2009年3月

厚生労働省「チーム医療推進会議」（座長，永井良三・自治医科大学学長）2013年3月

5 看多機能と24時間定期巡回随時対応サービス

2017年3月23日，2018年度診療報酬・介護報酬同時改定へ向けて中医協と介護給付費分科会のメンバーが集まり，「**医療と介護の連携に関する意見交換**」を行った。テーマは看取り，訪問看護の24時間対応体制であった。本章では地域包括ケアシステムにおける看取りや24時間対応体制について見ていこう。

団塊の世代700万人が後期高齢者となる2025年，医療・介護の提供体制が大きく変わる。その流れは一言で言えば「**病院から地域へ**」の流れだ。2015年に公表された内閣府の2025年における地域医療構想の推計でも，2013年との比較で**病床は15万床減し，30万人の在宅医療・介護の増加が見込まれている**。

いわば地域で，医療機関や介護施設サービスの機能の一部を担うことになる。医療機関では看取りや24時間対応体制は必須である。これらを地域でも実現することが地域包括ケアシステムの大きな課題と言える。

地域包括ケアシステムにおける看取りや24時間対応体制については，すでにいくつかの仕組みがある。ここでは**機能強化型訪問看護ステーション，24時間定期巡回・随時対応サービス（24時間サービス），看護小規模多機能型居宅介護（看多機）**の現状と課題について見ていこう。

機能強化型訪問看護ステーション

まず**機能強化型訪問看護ステーション**について見ていこう。

機能強化型訪問看護ステーションは2014年度診療報酬改定で，従来の訪問看護ステーションの施設基準である**常勤看護師2.5人の配置基準を引き上げ，7人以上（機能強化型訪問看護管理療養費1），5人以上（同2）という施設基準**のもと，24時間対応，看取り，重症度の高い患者の受入れを要件に設置された。

しかし，この機能強化型訪問看護ステーションは，全国で308事業所（2015年9月）しかない。これは訪問看護事業所（医療機関併設型を除く）7739事業所のわずか4％にすぎない。

このように機能強化型訪問看護ステーションの普及が少ないのはその要件ハードルの高さにある。2015年に全国訪問看護事業協会が機能強化型訪問看護ステーションを取得していない1400事業所に対して，機能強化型訪問看護ステーションを取得できない理由を尋ねたところ，①**年間20件以上の看取り件数，②配置看護師数要件，③重症度の高い患者要件**——の順であった。これに対して24時間対応の要件である24時間対応体制加算を満たす事業所は85％にのぼっていた。

「医療と介護の連携に関する意見交換」でも斎藤訓子委員（日本看護協会常任理事）が，機能強化型訪問看護事業所のように「訪問看護事業所の規模を大きくして，24時間365日に対応できるかたちが本来のあり方」と述べ，**看取り対応のための機能強化型訪問看護ステーションの拡大の必要性**を主張した。

また田中滋委員（介護給付費分科会長）は，病院・診療所に併設する訪問看護ステーションが減少傾向にあり，「報酬以外にも施設基準等を含めて検討する余地がある」とした。たしかに病院・診療所に併設した訪問看護ステーションは2005年に3286カ所あったが，2015年には1617カ所へと10年で半減している。理由は2006年度診療報酬改定で7対1入院基本料が設けられて以来，病院が看護師を併設型の訪問看護ステーションから病棟に引き上げたことによる。

このため医療機関併設型の訪問看護ステーションの報酬体系を今一度見直しすることが必要だ。これを受けて2018年度診療報酬改定では，医療機関併設型訪問看護ステーションに対して評価の見直しが行われた。

※ 2018年改定では，訪問看護ステーション全体に係る加算の見直しも行われることとなった。

> 改定前，訪問看護ステーションの加算には，患者などからの電話相談などに常時対応できる体制を整えた訪問看護ステーションを評価する「24時間連絡体制加算」(2500円) と，「必要に応じて緊急時訪問看護を行う体制」を取っている訪問看護ステーションを評価する「24時間対応体制加算」(5400円) の2種があった。しかし，厚労省の調査により，2016年度時点で連絡体制加算を届け出ているステーションは1割に満たず，ほとんどが体制を強化した対応体制加算を届け出ていることが明らかになった。こうしたことから厚労省は，連絡体制加算を廃止し，対応体制加算に一本化して機能強化を図ることとしたのである。

24時間定期巡回・随時対応サービス

24時間定期巡回・随時対応サービス（以下，24時間サービス）を見ていこう。

24時間サービスの基本コンセプトは，2011年2月に公表された「24時間地域巡回型訪問サービスのあり方検討会」（座長：堀田力・さわやか福祉財団理事長，以下，検討会）の報告書がもとになっている。この検討会では24時間サービスの基本コンセプトを以下のように提案している。

① 1日複数回の定期訪問と継続的アセスメントを前提としたサービス
② 短時間ケア等，時間に制約されない柔軟なサービス提供
③ 随時の対応を加えた安心サービス
④ 24時間対応
⑤ 介護サービスと看護サービスの一体的提供

つまり24時間サービスは，**訪問介護と訪問看護が一体的または密接に連携しながら，短時間の定期巡回型の訪問を行うこと，そして利用者の電話コール等を通じて利用者ニーズに随時に対応を行うことに特徴がある**（図表3－9）。

本サービスは2012年4月の介護報酬改定で創設されることになり，その正式名称は「定期巡回・随時対応型訪問介護看護」となった。新設された24時間サービスの事業所体制については，以下の2類型がある。

①一体事業所：1つの事業所で訪問介護と訪問看護のサービスを一体的に提供
②連携型事業所：事業所が地域の訪問看護事業所と連携をしてサービス提供

次に24時間サービスの実態について，新サービスがスタートする前に行われたモデル事業の調査結果を見ていこう。

調査は2011年度厚生労働省老人保健健康増進等事業で行われたものだ。対象はモデル事業を実施した52自治体で，利用者は1084名，平均要介護度が3.0，独居・高齢者世帯は全体の66.6％を占めていた。平均移動時間は15.7分，1日当たりの平均訪問回数は2.6回だった。1回当たりのサービス提供時間は20分未満が32.3％で，20分未満という短い時間のなかで排せつ介助（食事準備，服薬管理）のほか，安否確認や見守りなど多様なサービスが提供されていた。

24時間サービスは，サービス開始から4年後の2016年9月末には実施事業所が908事業所で，内訳は一体型が351，連携型557だった。1日1.5万人の利用者がいるが，**2025年の利用**

図表3－9　定期巡回・随時対応サービスのイメージ

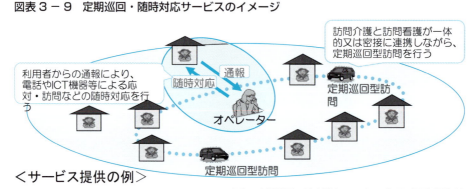

出典：定期巡回・随時対応サービスの概要（厚生労働省）

図表3－10　看護小規模多機能型居宅介護

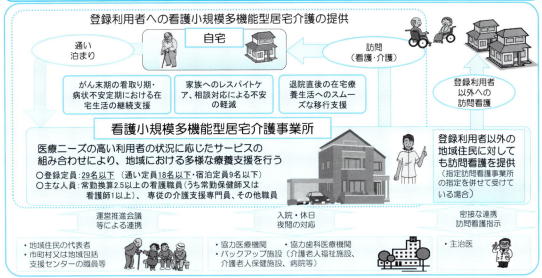

出典：中央社会保険医療協議会，医療と介護の連携に関する意見交換，2017年3月22日

者需要は **15万人**と言われている。なお，24時間サービスについては，改定でオペレーターの基準の緩和などが検討されている。

※　2018年改定では，オペレーターの資格要件が緩和された。現在オペレーターの資格要件は看護師，介護福祉士，社会福祉士等であるが，利用者に支障がない限り，訪問介護事業に3年以上従事したものも加えることができるようになる。
　　ただ一方，同一建物減算の要件については，同一建物の50名以上に訪問介護を行っている事業所にはきびしくなると思われる。

看多機（かんたき）

次に**看護小規模多機能型居宅介護**〔以下，**看多機（かんたき）**〕を見ていこう（**図表3－10**）。

看多機は2010年の社会保障審議会介護保険部会に提案された「**複合型サービス**」の考え方が元となっている。その提案内容は，「訪問看護，訪問介護，通所，宿泊，相談等の機能を一体的に提供できるサービス」が必要であるため，これまでの「訪問看護」と「小規模多機能型居宅介護（訪問介護，通所，宿泊）」を組み合わせたサービスというものだ。

これまでの「訪問看護」「訪問介護」は1日の限られた時間に利用する「点」のサービスだ。しかし，看護・介護職の目の行き届く「通所」や「宿泊」を同一事業所で行うことで，「点」のサービスを「連続的，継続的なサービス」にすることができる。つまり**看多機は登録した利用者について，24時間365日，「通い」「宿泊」「訪問介護」「訪問看護」のどれでも状況に応じて，1つの事業所が柔軟に提供するサービス**だ。

例えば，週に3回通所している利用者の場合，通所しない日には訪問サービスを利用するということもできる。また，病状の悪化で入院したが，退院直後に在宅に戻っても医療処置があり自宅では不安という場合は，宿泊サービスを利用して医療処置を行いながら，時期をみて在宅療養へ戻すこともできる。また，在宅療養中の患者の家族のレスパイトにも柔軟に対応できる。

また認知症の人が，「あちこちの事業所の通所や訪問介護を受けて担当者が変わると担当者

になじめず，サービス拒否をする」といった場合も多い。こうした場合にも看多機では，同一事業所で顔なじみの担当者からサービスを受けることができる。このため看多機は「**認知症の人にもやさしい**」サービスといえる。

また利用料金は1カ月の定額制になっているので，利用者にとって介護費用が膨らみすぎるという心配もない。デイサービスのような通所時間の制限もない。

ただ，看多機は2016年4月の時点で全国にまだ294カ所しかない。理由は，2015年度の介護報酬改定で，名称がそれまでの「複合型サービス」から「看多機」となったため，まだ広く周知されていないことが挙げられる。

筆者は2015年11月に日本看護協会が主催した看多機事業者交流会に出席して，初めてその実態を知ることができた。交流会には看多機の事業者や看多機開業を目指す看護職など，全国から130人以上が出席した。出席者の看多機に関する意見は以下のとおりだ。

● 看多機の強みである，利用者の事情に合わせて訪問，通い，泊まりのサービスを柔軟に利用できる仕組みはいいのだが，看護師が1人で何役もこなさなければならず，マネジメントが大変
● 利用者が「何でもあり」と誤解し，スタッフが疲弊する
● まだまだ経営的には大変，赤字も多い

看多機については次回改定で，ターミナルケアを始めとした医療ニーズへのさらなる対応，サテライト型事業所の新設，看多機への診療所からの参入等が検討されている。

以上，地域包括ケアシステムに必須の看取りや24時間対応に関する現状の取組みを振り返ってみた。2018年度同時改定でも，機能強化型訪問看護ステーション，24時間サービス，看多機にさらなる追い風を吹かせたいものだ。

※ 2018年改定では，機能強化型訪問看護ステーションについては，①特定相談事業所が併設されていること，②療養通所介護事業所の指定を受けていること——が要件に追加され，機能強化を図ることになった。
また24時間サービスでは，オペレーターの資格要件の緩和を行う。

参考文献
厚生労働省，第1回医療と介護の連携に関する意見交換，平成2017年3月22日
　http://www.mhlw.go.jp/stf/shingi2/0000155666.html
厚生労働省，第2回医療と介護の連携に関する意見交換，2017年4月19日
　http://www.mhlw.go.jp/stf/shingi2/0000162533.html

6　リハビリテーション改革

　これまでの診療報酬改定，介護報酬改定におけるリハビリテーションを振り返りながら，今後のリハの方向性，特に2018年度同時改定へ向けての方向性を考えてみよう。

　筆者がリハに最初に出会ったのは，1987～88年に訪れたニューヨーク市のブルックリンだった。ブルックリンの下町にあるニューヨーク州立大学のダウンステート・メディカルセンターの家庭医療学科に留学していた。そのとき，家庭医療学科のレジデントと一緒にブルックリンの在郷軍人（VA）病院で初めて病院リハの実態を目にすることができた。アメリカのリハの発展には，第二次世界大戦の復員軍人障害者60万人のリハなくしては語れない。その中心的な役割を担ったのが在郷軍人病院（VA Hospital）のリハ部門だった。

　日本では1980年，日本リハビリテーション医学会の専門医制度が始まったばかりで，病院でリハ部門を導入しているところはまだ少なかった。このため初めて見たブルックリンの在郷軍人病院で行われていた病院リハには驚いた。小柄な女性の理学療法士が巨体の男性患者にリハを行う様子は，まるでレスリングのトレーナーのようだと思った。

　今日の日本では，病院におけるリハは日常風景となった。筆者が勤務する国際医療福祉大学の都内の関連病院である国際医療福祉三田病院では，理学療法士（PT），作業療法士（OT），言語療法士（ST）を20数名抱えていて，急性期病院におけるリハに熱心に取り組んでいる。

急性期リハビリテーション

　ここからはわが国のリハの現状と課題について，急性期，回復期，維持期・生活期ごとに振り返ってみていくことにする。

　まず急性期，回復期，維持期・生活期の各ステージのリハビリテーションの役割について，図表3－11を示した。これは脳卒中を例にして，急性期から回復期，維持期・生活期の身体機能の状態変化とそれぞれのリハの場と機能，カバーする保険について概観したものだ。

　それでは診療報酬・介護報酬における最近の改定動向を振り返りながら，各ステージのリハについて見ていこう。まず急性期リハである。

　急性期リハの最近のトピックスは，2014年度診療報酬改定で導入された「**ADL維持向上等体制加算25点（患者1人1日）**」である。7対1や10対1の急性期病床にリハ専門職を配置したときに評価するこの加算は，次のようなエビデンスから導入された。

　例えば広島大学病院は脳神経内科・脳神経外科病棟で理学療法士2名を専属で病棟配置し，病棟内リハを行い，病棟カンファレンス等に参加した。すると入院患者のADL（日常生活動作）がバーセルインデックスで向上し，入院日数の短縮に貢献したという（図表3－12）。

　このような急性期病院における理学療法士の介入による早期からのリハが，入院患者の高齢化とともに大きな課題となっている。高齢者の場合，たった2週間の入院でもADL（日常生活動作）の自立に支障をきたして，在宅への復帰がままならなくなることが多い。

　こうしたときに，**在宅復帰へ向けた理学療法士による集中的な病棟リハ訓練があれば，急性期病院から在宅への移行も円滑化する**と考えられる。

　このような期待から2014年度改定で始まった理学療法士等の専従1名以上によるADL維持向上等体制加算だったが，算定状況は惨憺たるものだった。一般病棟7対1，10対1に本加算が導入された2014年7月の実績は，届け出医療機関32病院（0.8％），月当たりの算定回数0.1％というものだった。

　これを受けて2016年度改定では，ADL維持向上等体制加算を25点から80点に増点した。ただし施設基準も「理学療法士等が専従2名以上」か「専従1名，専任1名以上」とハードルも上がった。

図表3-11 リハビリテーションの役割分担

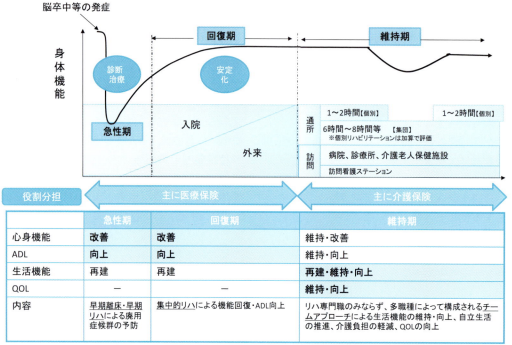

（資料出所）日本リハビリテーション病院・施設協会「高齢者リハビリテーション医療のグランドデザイン」（青海社）より厚生労働省老人保健課において作成

出典：中央社会保険医療協議会総会，2011年12月7日

図表3-12 理学療法士の配置における効果

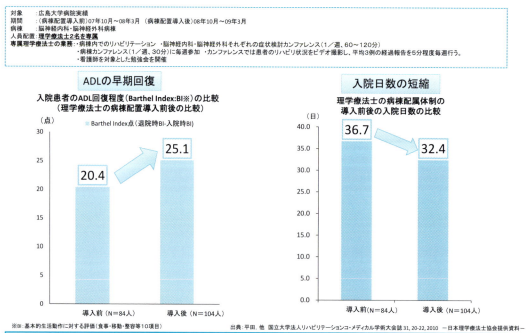

・理学療法士の病棟配置により、入院患者のADLの回復促進、入院日数の短縮につながった。

出典：中央社会保険医療協議会総会，2013年12月4日

急性期リハはこれからさらなるリハ介入が必要な分野だ。場合によっては，「入院基本料の人員配置の要件に，看護師とともにリハのセラピストも加えてはどうか」という意見まであるほどだ。

回復期リハビリテーション

次に回復期リハを見ていこう。

最近，回復期リハ病床数の増加が著しい。回復期リハビリテーション入院基本料が創設されたのが2000年で，そのときの回復期リハ病床は1675床だったのだが，**2014年には71,890床と40倍近くに増えた**。また，**回復期リハの月当り総報酬額も2002年を1とすると2014年は4.82倍**となり，診療報酬全体の伸びをはるかに上回って増えている。しかも回復期リハでは6単位までが包括とされているが，9単位までは必要に応じて認められている。この9単位まで目いっぱい算定する病院の割合も増えていて，回復期リハ全体の2割近くにも及んでいる。

こうしたなか，回復期リハ病棟における**アウトカム評価**が2016年度の診療報酬改定で話題となった。実は回復期リハにアウトカム評価が導入されたのは今回が初めてではない。回復期リハに最初のアウトカム評価が導入されたのは2008年度改定だ。具体的には「回復期リハビリテーション病棟」において，在宅復帰率（60％以上），重症患者の入院割合（15％以上），入院中に重症患者の日常機能評価が改善した患者割合（30％以上）などのアウトカム評価指標を用いて加算を与える，いわゆるアウトカム評価の導入が始まった。

それでは2016年度改定で導入された回復期リハのアウトカム評価について見ていこう。中医協の議論において，一部の病院でリハビリの効果も考えずに，多くの入院患者に過度にリハビリを提供していることが問題視された。実際に調査してみると，先述したように，回復期リハ病棟で入院患者の9割以上に1日平均6単位を超えるリハを実施している病棟が2割以上もあった。

この議論を踏まえて，2016年度診療報酬改定では，リハによる改善実績（FIM利得）が一定水準を下回る場合は，6単位を超えるリハ点数が包括化されるなど，アウトカムに応じた回復期リハ評価が行わることになった。それまで疾患別リハビリについては，患者1人1日当たり9単位まで出来高算定できた。しかし，2016年度改定後は質の高いリハを推進する観点から，**①1人当たりの1日リハビリ提供単位数，②1入院当たりの平均的なADLの伸び（FIMで計測）──を3カ月ごとに集計し，2回連続して一定水準に達しないと，6単位を超えたリハビリテーションは入院料に包括される**ことになった。

なお，一般的にリハビリの効果が出にくい高齢者や認知症患者など一定の患者は，アウトカム評価の対象から除外される。

図表3－13にFIMの評価項目を示した。**FIMは機能的自立度評価表（Functional Independence Measure）のこと**で，1983年にGrangerらによって開発されたADL評価法である。特に介護負担度の評価が可能であり，**数あるADL評価法のなかでも，最も信頼性と妥当性がある**と言われ，リハビリの分野などで幅広く活用されている。

2016年度改定ではこのほかに，医療によるリハと介護によるリハの円滑な移行を図る新たな評価項目として，「**目標設定等支援・管理料**」が導入された。次はこの管理料導入の背景を見ていこう。

回復期リハに疾患別リハが導入された2006年，「長期間における効果が明確でないリハビリテーション」に対する懸念から，疾患別リハと同時に**疾患ごとの算定日数上限**が導入された。これによって脳血管疾患等リハは180日，心大血管リハは150日，運動器リハは150日，呼吸器リハは90日という算定日数の上限が設定された。これに対して障害者団体や福祉・医療関係者から「生活力の低下や要介護度の重度化を招く」との大反発が起こり，マスコミも「リハビリ難民」と大々的にキャンペーンを張った。上限日数を過ぎて維持期に移行したら，医療保険のリハビリではなく介護保険でカバーすべきというのが厚労省の考え方だったが，改定のたびに，「医療保険での維持期リハビリには一定

図表3-13 日常生活動作（ADL）の指標 FIM の概要

Functional Independence Measure（FIM）によるADL評価

✓ 「運動ADL」13項目と「認知ADL」5項目で構成
✓ 各7〜1点の7段階評価（合計：126点〜18点）

自立	7点	完全自立
	6点	修正自立
部分介助	5点	監視
介助あり	4点	最小介助
	3点	中等度介助
完全介助	2点	最大介助
	1点	全介助

運動項目					認知項目	
セルフケア	排泄	移乗	移動		コミュニケーション	社会認識
食事／整容／清拭／更衣（上半身）／更衣（下半身）／トイレ動作	排尿コントロール／排便コントロール	ベッド・椅子・車椅子／トイレ／浴槽・シャワー	歩行・車椅子／階段		理解（聴覚・視覚）／表出（音声・非音声）	社会的交流／問題解決／記憶
計42〜6点	計14〜2点	計21〜3点	計14〜2点		計14〜2点	計21〜3点
運動項目　計91〜13点					認知項目　計35〜5点	
合計　126〜18点						

出典：中央社会保険医療協議会 診療報酬改定結果検証部会，2017年11月10日

のニーズがあり，介護保険への移行がむずかしい」という議論が起こり，医療保険によるリハから維持期の介護保険のリハへの移行が進まなかった。

しかし，このような現状を追認していると，いずれ収拾がつかなくなるのは目に見えている。このため2016年度は一定の区切りをつけるために，**要介護被保険者の医療保険のリハについて「目標設定等支援・管理料」を新たに導入した。**具体的には，疾病別リハを実施している要介護被保険者等に対して，目標設定等支援・管理シートを3カ月に1回作成し，患者または家族等に説明したうえで疾病別リハを算定することとした。説明内容はこれまでの経過，ADL評価，機能予後の見通し，どのようなかたちで社会復帰することを目標としてリハを行っているか——とした。この目標設定等支援・管理シートの作成がない場合は，当該疾患別リハを減額することとした。

※ 2018年改定では，医療保険と介護保険のリハビリの円滑な移行を推進する観点から，医療と介護のリハを同一医療機関内で平行して実施できるような仕組みを取り入れた。
　具体的には，このように医療と介護のリハが重なる期間を設けるため，これまでの人員配置や機能訓練室等の要件を見直す。そして要介護・要支援被保険者に対する維持期・生活期の疾患別リハビリテーション料について，2017年度末までだった経過措置を1年に限り延長することになった。

維持期・生活期リハビリテーション

ここからは維持期・生活期リハについて，2015年度介護報酬改定の内容から見ていこう。2015年度介護報酬改定での介護リハのトピックスは，「活動と参加に焦点を当てたリハビリの推進」であり，リハの理念を踏まえた「心身機能」「活動」「参加」に焦点を当てた新たな報酬体系の導入を図った。

この背景には，**これまでの地域の高齢者リハ**

が「**身体機能に偏ったリハ**」であることへの批判がある。厚労省の「高齢者の地域におけるリハビリテーションの新たなあり方検討会」では，「利用者の多様なニーズにもかかわらず，通所リハ，訪問リハでは，医療におけるリハビリにおいて主に実施されてるような，身体機能に偏ったリハビリが実施されがちである」と指摘している。これに対して「活動や参加などの生活機能全般を向上させるためのリハの実施度合が低く，介護におけるリハとしてのバランスのとれた構成となっていない」と指摘している。

では改めて「活動」と「参加」とはいったい何であろうか。それには本来のリハビリテーションの理念に立ち返る必要がある。リハビリテーションの語源はラテン語の「再び（re-）適した状態にする（habilitate）こと」に由来する。そして中世においては，教会から破門された者が許されて名誉と権利を回復することをも意味した。

つまりリハビリテーションの目的は，心身に障害をもつ人々の全人間的復権を理念として，単なる機能回復訓練ではなく，潜在する能力を最大限に発揮させ，日常生活の活動を高め，家庭や社会への参加を可能にし，その自立を促すものである。

このためには生活機能のステップを図表3－14のように経ていくことが必要だ。つまり最初の機能回復訓練に次いで，ADLや機能的ADL向上を目指す活動へのアプローチ，そしてさらに地域における役割の創出や社会参加の実現という参加へのアプローチと続く。

例えば脳梗塞で右麻痺の主婦を例に考えてみよう。発病直後は右片麻痺と筋力低下の機能訓練から始まり，歩行訓練から歩行補助具を用いた実用歩行訓練，家事訓練へと進む。最終的には在宅復帰し，利用者が本当に望んでいる「在宅での主婦としての役割」を果たせること，すなわち家庭での役割を取り戻すに至るのがリハビリテーションの究極の目標である。

以上，2015年度介護報酬改定，2016年度診療報酬改定におけるリハのトピックスを見てきた。では2018年度の診療報酬・介護報酬同時

図表3－14　活動と参加に焦点を当てたリハビリテーションの推進

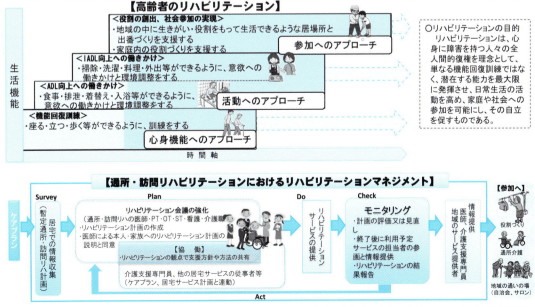

出典：介護保険制度の改正及び平成27年度介護報酬改定等の概要について（厚労省説明資料）

改定へ向けて，リハはどの方向へ進むのだろうか。

まず，急性期病棟リハのさらなる強化が必要だろう。急性期の発症直後のリハが患者予後を決める。

また回復期リハビリにおけるアウトカム評価の実態調査後に，必要に応じたさらなる厳正化が必要だ。回復期リハは今後とも絞り込みの方向が続くだろう。同時に地域包括ケア病棟におけるリハのあり方についても実態調査のうえ考えていくべきだ。

そして診療報酬によるリハから維持期・生活期の介護報酬によるリハへの円滑な移行が大きな課題だ。維持期・生活期のリハについて，もう一度「地域包括ケアシステム」の視点からリハのあり方を整理したうえで，地域包括ケアシステムにおけるリハの新たなビジョンを打ち出してはどうだろうか。

7　高齢者と「拠点型サ高住」

　サービス付き高齢者住宅（サ高住）は，2011年10月に高齢者住まい法の改正で創設された。60歳以上か要介護認定を受けた60歳未満が主な入居対象となる。サ高住で提供するサービスは，少なくとも安否確認と生活相談のサービスである。このためそのほかの介護サービスや訪問看護サービスは，外部の事業所から外付けで供給することになる。

　サ高住はあっという間に広がり，2017年4月までに21.7万戸に増えた。サ高住はただの住宅ではなく，こうした外部サービスを利用すれば特別養護老人ホーム並みのサービスが期待できるからだ。こうしたサービスが外部事業者ばかりではなく，サ高住と併設した事業所から提供されればさらに言うことはない。

　例えば，2階から上は居室だが，1階に訪問看護ステーション，訪問介護事業所，デイサービスが備わり，訪問看護師やヘルパーが1階の事業所から各部屋に来てくれればありがたい。しかも特養の10.6㎡と違って居室は18〜25㎡以上と広く，トイレが必ず室内にある。ワンルームマンション並みの居住空間で自宅とほぼ変わらない。そのうえ24時間の見守りや訪問看護，訪問介護，デイサービスを同一建物のなかで手近に利用できるのは便利だ。サ高住は国交省の住宅施策として始まったが，今では厚労省との共同所管となり，**日本型の「ケア付き住宅」**として拡大していきそうな雰囲気だ。

拠点型サ高住

　さらに国交省は，サ高住を地域住民への介護・看護の拠点としてさらに進化させようと，2016年4月に「サ高住の整備等のあり方に関する検討会」〔座長，髙橋紘士・（一財）高齢者住宅財団理事長，前国際医療福祉大学教授〕の報告書で新施策を打ち出した。「**24時間対応の定期巡回・随時対応サービスや小規模多機能型居宅介護事業所，在宅療養支援診療所，訪問看護ステーションをサ高住に併設する**」というものだ。

こうして「**地域へのサービス供給の機能**」をもったサ高住を「**拠点型サ高住**」と命名した。

　実際にこうした拠点型サ高住の原型となった事例を千葉県柏市の豊四季台団地で見たことがある。団地の一角を再開発して作られたサ高住で，前述のように2階以上は居室だが1階に在宅療養支援診療所，訪問看護ステーション，ヘルパーステーションが入居した「拠点型サ高住」だ。同所を見学して思ったのは，まさに**地域包括ケアシステムのテーマパーク，コンパクト型地域包括ケア"サ高住"**という印象だった。

　ところがいいことは長く続かない。こうしたサ高住に在宅療養支援診療所や訪問看護ステーションを併設して，同じ建物の患者を診療することに対して，厚労省から待ったがかかった。それが同一建物減算の導入だ。

同一建物減算

　事の発端は，マスコミでも取り上げられた「**患者紹介ビジネス問題**」や，外来通院可能な患者に対しても訪問診療を行うなどの「**在宅医療不適切事例**」が明らかになったことにある。これを受けて中医協でも調査が行われ，2013年8月の中医協でも次のような不適切事例が取り上げられ，物議をかもした。

①医科診療所併設のサ高住では「月2回の訪問診療を受けることを入居条件」としていた
②同じ理事長が経営する軽費老人ホームと医科診療所では，入居者33人中31人につき月2回の訪問診療が行われていた
③患者紹介業者から特養の入居患者の紹介を受けた歯科診療所の歯科医は，特養入居者100人中55人に訪問診療を実施。仲介した紹介業者に紹介料として診療報酬の20％を支払っていた

　このような経緯を背景に，2014年度の診療報酬改定で「**同一建物減算**」が導入された。同一建物減算とは，在宅患者訪問診療料，在宅時医学総合管理料，特定施設入居時等医学総合管

理料の「同一建物で同一日の複数訪問」の大幅な減算のことだ。

例えば在宅時医学総合管理料5000点は、在宅療養支援病院・支援診療所からサ高住のような集合住宅への月2回以上の定期的な訪問診療で算定できた。確かに以前から、この同一建物の複数訪問はいずれ減算されるのではないかという噂は流れていた。というのもこの5000点は、訪問1回当たりの患者数や診療時間等にかかわらず月2回の訪問で算定できることから、経済的誘引により過剰診療を惹起しやすいという懸念が指摘されていたからだ。

私もときどき港区で診療所の先生の訪問診療に同行することがある。高輪の高級マンションの立ち並ぶ一角の訪問診療に行ったとき、ギャッジベッドに寝ているお年寄りを訪問して、血圧を測って世間話をして、ものの10分も患者のもとにいないうちに次のマンションの患者宅を訪問する様子を見て、「この訪問を月2回で5万円はおいしいな」と正直思った。

これが2014年度改定で、同一建物においては5000点から1200点へ一挙に4分の1以下の大減算となってしまった。また有料老人ホームなどの特定施設入居時等医学総合管理料も同様の減算となった。同様に訪問看護、訪問リハも同様の同一建物減算が行われた。ここまでの大規模で広範囲な減算になるとは誰もが思っていなかった。

確かに同一建物減算は、不適切事例に対するペナルティ的な対応という側面があるかもしれない。しかし一律に同一建物の在宅医療を規制したことで、「悪貨は良貨を駆逐する」ごとく、良質な在宅医療の首までを絞めかねない。この件は国会でも取りあげられ、2016年度診療報酬改定では一部緩和された。

> ※ 2018年改定では、同一建物減算の考え方を、医療機関の同一敷地内に加えて、隣接地の有料老人ホームなどの建物にも適応することになった。
> また新設される介護医療院のような医療機関内介護施設に対する訪問診療についても、新たな報酬体系を設定した。

サ高住への逆風

さらに2015年度介護報酬改定でも、厚労省は追い打ちをかける。なんと**サ高住や住宅型有料老人ホームの建物内や敷地内に介護サービス事務所を併設する場合、介護報酬が10%も減額**となったのだ。

なぜここまで減額したのか。厚労省は「不適切事例があったから」、「もともと同一建物でアクセスがたやすく労働量が少ないから」と説明する。しかし、**厚労省の本音は「囲い込み」の抑制**にある。サ高住と診療所、訪問看護、介護サービスの事業者が併設あるいは同一法人だと「**不正行為に走りがち**」という思い込みだ。「サービス利用を条件に入居契約を結び、利用者の自己負担額の限界まで不必要なサービスを投入する」ケースがあるというわけだ。そのために同じ建物内でのサービス事業所の併設をできるだけ抑えようと、減額を導入したのだろう。

しかし利用者側から見ると、同じ建物内に介護サービスの事業所があれば、このうえなく便利である。雨風の強い日でも、道路でデイサービスの送迎車を待つ必要はない。エレベーターや階段でデイルームに直行できる。ヘルパーとの連絡もたやすい。先の国交省委員会の発想も同様で、こうした介護・医療サービス拠点を居住者から地域に広げる「オープン化」を目指している。

囲い込みに対する両省のスタンスは、サ高住制度の当初からかけ離れていた。国交省による図解には、サ高住の1階に介護事業所や診療所が描かれていた（図表3－15）。ところが厚労省は、介護保険スタート直後から住宅型有料老人ホームに併設された訪問介護事業所を「囲い込み」と決めつけ、「取り締まり」を行ってきていた。両省のこうしたスタンスの違いがサ高住の普及にも影を落としている。このため2020年までにサ高住を60万棟という国交省の目標達成も危ぶまれている。

こうした同一建物減算以外にも、サ高住をめぐる不安は多い。すでに物件数の急増の影で、「入居者獲得に苦戦している」、「職員確保で苦労している」、「入居者の支援サービスにどこま

図表3－15　サービス付き高齢者住宅（仮称）と介護保険の連携イメージ

日常生活や介護に不安を抱く「高齢単身・夫婦のみ世帯」が、特別養護老人ホームなどの施設への入所ではなく、住み慣れた地域で安心して暮らすことを可能とするよう、新たに創設される「サービス付き高齢者住宅（仮称）」（高齢者住まい法：国土交通省・厚生労働省共管）に、24時間対応の「定期巡回随時対応サービス」（介護保険法：厚生労働省）などの介護サービスを組み合わせた仕組みの普及を図る。

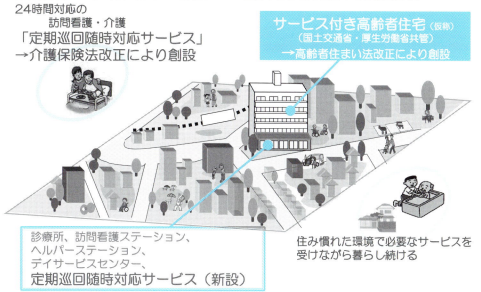

出典：国土交通省住宅局「高齢者住宅施策について」，2010年11月29日

でかかわればよいのか悩む」、「入居者間のトラブルで困っている」などの悩みも聞かれる。

そのほか「高齢化がピークアウトする2025年以降もサ高住の需要が続くのか」、「診療報酬や介護報酬に頼った運営には、先の同一建物減算にもみられたように制度リスクがあるのではないか」、「住宅の品質やサービスの品質を維持できるのか」、「そもそも年金暮らしの高齢者が、医療・介護の自己負担分とサ高住の賃料負担に耐えられるのか」などの不安や懸念の声もある。

そしてサ高住急増の動きには、大都市近郊の自治体も神経を尖らせている。というのも都市部の高齢者が大都市近郊のサ高住に入居するため流入すると、「自治体の介護保険財政が圧迫される」との懸念だ。懸念の発端は、**サ高住には「住所地特例」を適用できない**ことにある。住所地特例は、被保険者が施設入所などのために住所を移した際、前の自治体が引き続き保険給付負担をする特例だ。住所地特例は特別養護老人ホームには適用されるがサ高住は適用されない。このため他の自治体からサ高住に入居者が増加すると、転居先の自治体の介護保険給付負担が増えるのではないか懸念されている。

サ高住は、脱病院化時代を迎えた先進国のトレンド住宅政策として鳴り物入りで導入された。しかし、急速な増加とともにその影の部分も明らかになってきた。2014年度診療報酬改定や2015年度介護報酬改定における同一建物減算や敷地内事業所減額がその一例である。訪問看護ステーションもこのあおりを受けて、サ高住や特定施設（介護付き有料老人ホーム）への訪問看護において診療報酬、介護報酬の両面から影響が出ている。

しかし、デンマークのプライエボーリ（ケア付き高齢者住宅）のように、看護ケアを併設した大規模な高齢者向け住宅が特に都市部に必要な時代、国交省が提案する拠点型サ高住の後押しをぜひしたいものだ。

参考文献

国土交通省，「サービス付き高齢者向け住宅の整備等のあり方に関する検討会」報告書〔座長，高橋紘士（一財）高齢者住宅財団理事長，前国際医療福祉大学教授〕http://www.mlit.go.jp/jutakukentiku/house07_hh_000120.html

8 低所得高齢者と住まい対策

月額負担額 15 万円が分かれ道

　一般財団法人高齢者住宅財団（高橋紘士理事長）の 2016 年度の研究事業「医療・介護ニーズがある高齢者等の地域居住のあり方に関する調査研究事業」に参加した。

　この研究で特に興味深かったのが，**病院から要介護の高齢患者が退院するとき，その退院先は患者が月に負担できる額で決まる**という点だった。月額 15 万円以上を負担できる比較的恵まれた要介護の退院患者は，サ高住や介護付有料老人ホームを選択する。しかし，負担できる額が 15 万円，すなわちおよそ年収 200 万円未満以下だと患者はやむを得ず自宅を選択するという調査結果だった。2010 年の国民生活基礎調査によると，高齢者世帯の収入が 200 万円未満の低所得世帯は高齢者世帯全体の 38％を占めている（図表 3 − 16）。

　こうした理由の一つに，1 人住まいの単身高齢者や夫婦 2 人住まい高齢者世帯が急増していることが挙げられる。例えば単身高齢者世帯数は 2010 年の 466 万世帯から 2030 年には 717 万世帯へと 1.5 倍に増加する。そして要介護度 3 以上の要介護者数は 2015 年の 224 万人が 2030 年に 343 万人へと，これも 1.5 倍に増加する。こうした単身の高齢者が退院をするとき最も不安なのが，退院後に頼れる人がいない，疾病の悪化や急変時に発見してくれる人やケアをしてくれる人がそばにいないという不安だ。さらには孤立死への不安がこれに重なる。

　このため退院後にケア付きや見守りのある居住系サービスを求める結果となる。

　しかし，退院後の行き場を見つけることができない高齢者も多い。東京都社会福祉協議会の調査によれば，2010 年 9 月の 1 カ月間で高齢者の退院に関する相談件数のうち，「退院後の行き場を見つけられない」件数が病院で 37.8％，地域包括支援センターで 38.5％，居宅介護支援

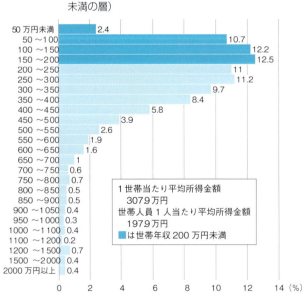

図表 3 − 16　高齢者世帯の所得（濃い色は世帯年収 200 万円未満の層）

出典：厚生労働省「平成 22 年国民生活基礎調査」より宇都隆一ら作成

事業所で47.4％だった。なかでも低所得高齢者の退院後の行き場所を見つけることが困難だ。確かに介護付き有料老人ホームやサービス付き高齢者住宅も増えてはいるが、低所得者高齢者にとってそうした居住系サービスは高嶺の花だ。こうしたことから今、低所得者でも負担可能な安価な居宅系サービスが求められている。

高齢者と住まい

それでは改めて高齢者向けの居住系サービスを概観してみよう。

高齢者向け居住系サービスには、①**特別養護老人ホーム**、②**養護老人ホーム**、③**軽費老人ホーム**、④**有料老人ホーム**、⑤**サービス付き高齢者向け住宅**、⑥**認知症高齢者グループホーム**の6種類がある。

図表3－17にそれぞれの定義、機能を分類した。まず設置主体別にみると、**地方公共団体等の非営利公的団体と営利法人の2つのグループ**に分かれる。前者は①特別養護老人ホーム、②養護老人ホーム、③軽費老人ホームで、後者は④有料老人ホーム、⑤サービス付き高齢者向け住宅、⑥認知症高齢者グループホームとなっている。基本的性格も**低所得高齢者向け、一般高齢者向け、認知症向けの3種類に分かれる**。低所得高齢者向けが①〜③で、一般高齢者が④⑤、認知症向けが⑥だ。

部屋面積で見ると、①②は10.65㎡、④は13㎡（参考値）、⑤は18㎡あるいは25㎡だ。件数をみると、⑥1万2597件で最も多く、次いで④9581件、①8935件、⑤4932件、③2182件、②953件の順となっている。

次いで、その伸び率を定員数で見てみると、最も高いのは④で、以降⑤①、それから老人保健施設の順に続く。

それぞれの居住系施設の規制の現状を見ていこう。特別養護老人ホームや介護老人保健施設、養護老人ホームなどは国や自治体の総量規制の方針もあって頭打ちだ。また2006年4月に行われた介護保険法の改正で、特定施設（介護有料老人ホームやケアハウス）の数も制限されるようになった。特定施設というのは、決められ

図表3－17 高齢者向け住まいの概要

	①特別養護老人ホーム	②養護老人ホーム	③軽費老人ホーム	④有料老人ホーム	⑤サービス付き高齢者向け住宅	⑥認知症高齢者グループホーム
根拠法	・老人福祉法第20条の5	・老人福祉法第20条の4	・社会福祉法第65条 ・老人福祉法第20条の6	・老人福祉法第29条	・高齢者住まい法第5条	・老人福祉法第5条の2第6項
基本的性格	要介護高齢者のための生活施設	環境的、経済的に困窮した高齢者の施設	低所得高齢者のための住居	高齢者のための住居	高齢者のための住居	認知症高齢者のための共同生活住居
定義	入所者を養護することを目的とする施設	入居者を養護し、その者が自立した生活を営み、社会的活動に参加するために必要な指導及び訓練その他の援助を行うこと目的とする施設	無料又は低額な料金で、食事の提供その他日常生活上必要な便宜を供与することを目的とする施設	老人を入居させ、①入浴若しくは食事の介護、②食事の提供、③洗濯、掃除等の家事、④健康管理のいずれかをする事を行う施設	状況把握サービス、生活相談サービス等の福祉サービスを提供する住	入浴、排せつ、食事等介護その他の日常生活上の世話及び機能訓練を行う住居共同生活の住居
利用できる介護保険	・介護福祉施設サービス	・特定施設入居者生活介護 ・訪問介護、通所介護等の居宅サービス				・認知症対応型共同生活介護
主な設置主体	・地方公共団体 ・社会福祉法人	・地方公共団体 ・社会福祉法人	・地方公共団体 ・社会福祉法人 ・知事許可を受けた法人	・限定なし （営利法人中心）	・限定なし （営利法人中心）	・限定なし （営利法人中心）
対象者	65歳以上の者であって、身体上又は精神上著しい障害があるために常時介護を必要とし、かつ、在宅においてこれを受けることが困難なもの	65歳以上の者であって、環境上及び経済的理由により居宅において養護を受けることが困難な者	身体機能の低下等により自立した生活を営むことについて不安であると認められる者であって、家族による援助を受けることが困難な60歳以上の者	老人 ※老人福祉法上、老人に関する定義がないため解釈においては社会通念による	次のいずれかに該当する単身・夫婦世帯 ・60歳以上の者 ・要介護/要支援認定をけている60歳未満の者	要介護者/要支援者であって認知症である者（その者の認知症の原因となる疾患が急性の状態にある者を除く。）
1人当たり面積	10.65㎡	10.65㎡	21.6㎡（単身） 31.9㎡（夫婦）など	13㎡（参考値）	25㎡ など	7.43㎡
件数※	8,935件 (H26.10)	953件 (H24.10)	2,182件 (H24.10)	9,581件 (H26.7)	4,932件 (H26.9.30)	12,597件 (H26.10)
定員数※	538,900人 (H26.10)	65,113人 (H24.10)	91,474人 (H24.10)	387,666人 (H26.7)	158,579戸 (H26.9.30)	184,500人 (H26.10)

※①・⑥→介護給付費実態調査（「定員数」の値については利用者数）、②・③→社会福祉施設等調査（基本票）、
④→厚生労働省老健局調べ、⑤→サービス付き高齢者向け住宅情報提供システム調べ

出典：厚生労働省老健局高齢者支援課「厚生労働省（老健局）の取組について」、2015年4月10日

た基準を満たせば施設が提供する介護サービス等が介護保険の適応となる施設のことだ。上記の介護保険法改正によって，これらの特定施設を制限する自治体が増えてきた。こうした特定施設が増えると，自治体が負担しなければならない介護報酬が増えることになるからだ。

こうした理由で，施設内に介護人材を抱えて介護サービスの提供を行う施設は頭打ちなのに対して，介護サービスを外付けしているサービス付き高齢者向け住宅や住宅型有料老人ホームが増加傾向にある。こうした施設は一般の居宅と同様，外部サービスを用いることから上記の規制の対象にはならないからだ。

有料老人ホーム

このなかでも有料老人ホームの伸びについて見ていこう。有料老人ホームは2006年の老人福祉法の改正により急増した。この改正により定員要件10人が廃止され，サービス内容が食事提供のみから食事提供，介護，家事，健康管理のいずれかを選択できることになった。これにより2006年に2104軒あった有料老人ホーム数は，2014年に9581件へと10年弱で4.5倍となった。

有料老人ホームは，**介護付有料老人ホームと住宅型有料老人ホームの2種類に分類**される。2つの違いは，前者が介護等のサービスを施設内に内包している一方，後者は介護サービス等が外付けである点だ。2014年の有料老人ホーム数は先述のとおり9581件で，内訳は介護付有料老人ホームが5100件（61％），住宅型有料老人ホームが3308件（39％）となっている。

介護付有料老人ホームと住宅型有料老人ホームを比べると，月額負担額が前者は15万円を超えるが，後者は13万円程度で済む。しかし，1部屋当たりの平均床面積は前者が22㎡であるのに対して後者は18㎡，なかには13㎡未満のところも多い。スプリンクラー設置は両者とも8割程度とのことだ。

最近は低所得高齢者向きの賃料を抑えた住宅型有料老人ホームが注目を集めている。ただ，こうした低家賃の住宅型有料老人ホームには未届けのところも多い。そのうえ未届有料老人ホームは部屋面積も狭く，スプリンクラー設置比率も低い。ただし，月額負担額も10万円以下と安価だ。またこうした未届の有料老人ホームには，特定のサービスの利用を強要・誘導する，利用料の一方的な値上げ，広告と実際のサービス内容との乖離――などの問題が指摘されている。

確かに低所得高齢者向けの有料老人ホーム，特に低家賃の住宅型有料老人ホームの需要がこれから増えるだろう。こうしたなか，**低家賃とサービスの質，基準順守を鼎立した住宅型有料老人ホームの開発**が今後の課題だろう。

空き家活用

最後に空き家を活用した低所得高齢者向けの住まい対策を見ていこう。

今，人口の減少に伴って空き家が増えている。総務省の調査（2008年）によると，全国には約757万戸の空き家がある。これは住宅全体の13％に当たる。特に東京都は75万戸，大阪府は63万戸と大都市部に空き家が目立つ。こうしたなか，国は空き家を活用した低所得高齢者向けの住まい対策「低所得高齢者等住まい・生活支援モデル事業」を予算化し，2014年から始まった。

ここからは，モデル事業のもとになった一般財団法人高齢者住宅財団の「**地域善隣事業**」を見ていこう。

地域善隣事業は，地域での居住を継続できない低所得高齢者を対象とする。同事業は，地域包括ケアシステムの中心課題である「住宅」の問題を，これまでともすれば関係の薄かった地域福祉との連携に解を求めた新たな試みでもある。地域善隣事業は①**ハードとしての「住まい」の確保，②ソフトとしての「住まい方」の支援**――の二本柱から成る。①の「住まい」の確保では，対象者の住まいにふさわしい物件の開拓，家主等との連携，住まいの物件情報の把握，②の「住まい方」の支援では，支援対象者の把握，支援計画の作成，住まいの入居者同士や地域との互助の醸成，対象者と住まいのマッチング，対象者のニーズに応じた日常生活上支援――を行う。

図表3－18 「低所得高齢者等住まい・生活支援モデル事業」の概要

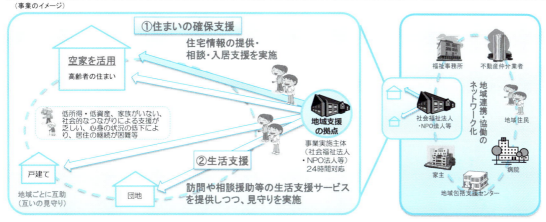

出典：内閣府地方創生推進事務局「稼げるまちづくりを支援する包括的政策パッケージ2017」資料，2017年3月31日

　上記の地域善隣事業を円滑に推進するため，関係者のネットワーク・協働の場としての「**プラットフォーム機能**」を構築する。具体的には地域における関係者のネットワーク・協力体制の構築，対象者の住まいにふさわしい物件の開拓，物件情報の共有，支援対象者の把握のための情報共有，情報開示のあり方，事業の透明性や社会的信頼確保のためのルール作り，寄付の呼びかけなど民間財源確保の活動など——を行う。

　こうしたプラットフォームに参加するのは社会福祉法人，NPO法人，医療法人やその協同体など事業拠点，地域に根差した活動を行う家主・不動産事業者，医療機関，介護事業所，住民組織，地域包括支援センター等が考えられる。

　こうした地域善隣事業のコンセプトに基づいて先の低所得高齢者等住まい・生活支援モデル事業が2014年より予算化された。このモデル事業のコンセプトを図表3－18に示した。

　以上，低所得者向けの要介護高齢者の居住系サービスについて見てきた。単身，夫婦二人暮らしでしかも要介護で低所得という高齢者がこれからは激増する。こうした高齢者を支える仕組み作りがこれからの課題だ。サービスが外付けとなっている低所得者向けの住宅型有料老人ホームや空き家対策と地域の介護・福祉事業とを組み合わせた地域善隣事業に期待したい。

参考文献

高橋紘士，2015年度老人保健事業推進費等補助金老人保健医療増進事業「医療・介護ニーズがある高齢者等の地域居住のあり方に関する調査研究事業」報告書

9 健康・医療・介護の統合データベース構築

2017年7月4日，塩崎恭久厚生労働大臣（当時）は閣議のあと，以下の2つの計画を公表した。一つ目は「**国民の健康のためのビッグデータ活用推進に関するデータヘルス改革推進計画・工程表**」（以下，データヘルス改革計画），二つ目は「**支払基金業務効率化・高度化計画・工程表**」（以下，支払基金改革計画）である。

公表時の会見で塩崎大臣（当時）は，「データヘルス改革計画」は「**保健医療データプラットフォーム**」の構築と，その具体的な活用方法，運用・管理のあり方に関する計画であり，また「支払基金改革計画」は**審査支払機関を「業務集団」から「自ら考え，自ら行動する頭脳集団」に改革する**ものであると述べた。

本項では，2つの計画がスタートした背景とその課題について見ていこう。

データヘルス改革

まず「データヘルス改革計画」を見ていこう。今や医療機関のレセプト電算化率ほぼ100％の時代を迎えた。このため社会保険診療報酬支払基金（支払基金）と国民健康保険団体連合会（国保連）の審査支払機関には，レセプト電子化により年間約20億件のレセプトデータが集積している。また，特定健診等の健診情報については年間約3000万件の情報が審査支払機関に集まるほか，国保連は年間約1.5億件の介護レセプトを審査している。

さらにこれらの医療レセプトの情報や特定健診等の情報は，厚労省のレセプト情報・特定健診等情報データベース（NDB）にも蓄積されており，その数は医療レセプトで約110億件（2009年4月〜2016年1月分），特定健診等情報で約1.7億件（2008年度〜2014年度実施分）となっている。

また，介護レセプトの情報については，個人の要介護認定情報等とともに厚労省の介護保険総合データベースに蓄積されており，その数は介護レセプトで約5.2億件（2012年4月〜2015年10月分），要介護認定情報で約4000万件（2009年4月〜2016年5月分）にのぼっている。今やわが国は**世界でも最大級の健康・医療・介護のビッグデータを保有する国**となっている。そしてこのビッグデータをいかに有効に利活用するかが課題となっている。

しかし，その利活用にはいくつかの障壁も指摘されている。そのうちの一つは，これらのデータベースが分散管理されており，相互に連結された統合的なデータベースとなっていない点だ。確かに先述のNDBのようにレセプト情報と特定健診等の情報データベースは個人レベルで連結していることにはなっている。しかし先年，その2つのデータベース間の個人レベルの突合率が，技術的な問題もあって25％しかないことが明らかになった。

また国保連にはすでに，**医療・介護の情報を連結した国保データベース（KDB）システム**が実装されており，KDBを活用した保険者のデータヘルス計画の作成支援などの取組みが展開されている。ただKDBは国保連のなかだけで閉じたデータベースとなっていて，支払基金のデータベースとの連結はなされていない。

さて，国民の多くは生産年齢期には被用者保険に加入しており，高齢になって退職してから国民健康保険に移る。さらに歳を重ねると後期高齢者医療制度に加入し，要介護認定を受け，介護保険サービスの対象となる。このように医療・介護の場合，ライフサイクルのなかで加入する保険制度が変わっていく。

この結果，国民健康保険には個人の疾病・医療に関する情報はあるが，健康な時期に関する情報がない。一方で被用者保険には，壮年期の特定健診等の情報があるが，そのアウトプットに相当する医療もしくは介護に関する情報がないという状況が生じている。

これらのすべての情報を個人レベルで連結していくことができれば，**個人の健康・医療・介護に関する生涯のヒストリーを，これらの統合**

的なデータベースを通じて分析することが可能となり，医療や介護の質をさらに向上させることができるだろう。

健康・医療・介護の統合データベース

このため今後，こうした可能性の実現に向けて，**健康・医療・介護のデータベースを連結し，それを情報プラットフォーム化していく取組みを進めるべきだ**。プラットフォーム化した情報は民間を含む専門家により幅広い分析を行い，その結果を保険者や現場の医療関係者等にフィードバックすることで，医療の質の向上や保険者機能の強化等を果たしていくだろう。

こうした考え方に基づき，今回の「データヘルス改革計画」では2020年までに健康・医療・介護のデータベースを連結した統合的な「保健医療データプラットフォーム」を構築することを提案している（図表3－19）。この保健医療データプラットフォームを研究機関等が保有しているデータベースと連結し，医療介護の質向上研究に用いたり，また都道府県や市区町村がこれを利用して「地域医療構想」や「地域包括ケアシステム」の構築にも利用することを想定している。さらに民間企業での利用も想定して，医薬品開発をはじめとした様々な企業ベースでの利活用の道も拓こうとしている。

支払基金改革計画

次に二つ目の改革である「支払基金改革計画」を見ていこう。支払基金改革計画の項目は，**①審査支払新システムの構築，②審査業務の効率化，③支払基金支部間の地域格差の解消，④審査員会のガバナンス強化，⑤組織・体制の見直し**――などである。

これらについて議論を行った「データヘルス時代の質の高い医療の実現に向けた有識者検討会」（座長：森田朗・国立社会保障・人口問題研究所所長）の2017年1月12日の報告書（以下，有識者会議報告書）から，その背景と実現へ向けての提案を見ていこう。

有識者会議報告書では，日本の医療保険制度が被保険者の被用者保険と国民健康保険の間の

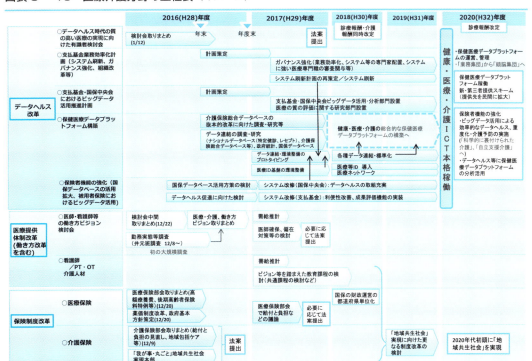

図表3－19　医療介護分野の工程表（イメージ）

出典：第35回レセプト情報等の提供に関する有識者会議資料，2017年2月8日

移動があることを踏まえ，審査支払機関の審査業務の効率化・審査基準の統一化を検討する必要があるとしている。このため**支払基金と国保連の改革の検討を一体的に進める必要がある**とした。ただし支払基金については，保有するシステムの刷新の時期が差し迫っていることや規制改革会議においてすでに指摘を受けていることを踏まえて，**まずは支払基金による改革の取組みを先行させていくべき**としている。一方，国保連による改革についても，支払基金改革の検討も踏まえながら，支払基金との審査基準の統一化も含めて引き続き検討し，取り組んでいくこととした。

なお，新たに構築設計される支払基金のシステムは，現行の審査の質は維持しつつも，保険者機能の強化，医療機関等の負荷軽減，審査の事務職員・審査委員の負荷軽減，審査基準の統一化などの業務改革を踏まえ，さらに先述の健康・医療・介護の情報分析が可能なシステムとし，**支払基金を「頭脳集団」に変える**ことが肝要としている。

まず支払基金の業務改革については，審査プロセスの見直しや効率化には**審査手続の簡素化**が必要であるとしている。このため医療機関等や保険者の負担減少を意識しながら審査プロセスを構築していく。それにはまず，**支払基金で行っているコンピュータ・チェックルールを公開する**ことが肝要としている。これによりレセプトの返戻数の減少や支払基金の職員が行っている審査共助事務の軽減化などの効率化が図れる。ただ，公開に当たっては，保険者や医療関係者等と調整のうえで公開の基準を定めることが必要だ。そしてこれらの取組みと併せて厚労省においても，**診療報酬点数に係る告示・通知の解釈について明確化すべき**であるとしている。

これに加え，現状では再審査の申出や返戻再請求は紙媒体でやりとりされることがほとんどであり，業務効率化の妨げとなっていることから，これらの業務は原則電子化すべきであるとした。また，レセプト形式については，なるべく目視による審査を不要とするため，**コンピュータチェックで判定可能な形式に見直しを行う**べきであるとしている。

さらに，各支払基金における地域間差異や支払基金と国保連における差異を含めたコンピュータチェックや，付せんの貼付および剥がしの状況等の審査プロセスの見える化が必要としている。これにより審査のエビデンス性が高まり，また審査基準の継続的な統一化に向けた改善が図れるとしている。

韓国の HIRA がモデル

このような審査支払機関の改革ではお隣の韓国が一歩も二歩も進んでいる。2016 年，韓国・ソウルにある**健康保険審査評価院（HIRA：Health Insurance Review and Assessment Agency）**（図表 3 − 20）を訪問して，この間の事情を関係者から伺ってきた。

韓国では 1977 年，日本の制度をモデルにして健康保険制度が導入された。そして 1990 年代後半に大規模な保険者制度改革が行われた。この改革の過程で，2000 年 7 月に**それまで 350 あった保険者を国民健康保険公団 1 つに統合し**

図表 3 − 20　健康保険審査評価院（HIRA）（ソウル）

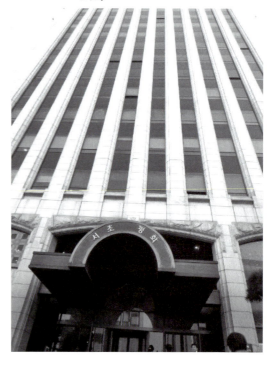

た。これによって韓国の全人口およそ5000万人をカバーする巨大な保険者が出現した。

保険者統合が行われた2000年，この国民健康保険公団からレセプトの審査・評価を行うための組織であるHIRAが分離独立して作られた。HIRAはおよそ1500人の職員を要していて，年間およそ10億件のレセプトを処理する。そして2004年，**HIRAはレセプトの100％電子化にも成功**する。これは日本で言ってみれば，支払基金と国保連を統合し，さらに100％のレセプト電算化を同時期に完成したようなものだ。これによって審査支払業務が効率化・高度化した。また，HIRAは国民5000万人分・10億件のレセプトデータや医療機関からの治療結果データを集めたデータベースをもとに，様々な診療報酬支払の適正化評価の活動も行っている。

ここではHIRAの活動の一端を紹介しよう。例えばHIRAでは2006年以降，診療報酬の支払いの適正性評価をデータベースを使って解析し，その結果を医療機関へ公開している。すでに公開した主な評価項目には，「上気道感染への抗菌剤の処方率」，「外来における注射剤処方率」，「帝王切開分娩率」がある。さらに，その公開効果も検証している。例えば上気道感染への抗菌剤処方率を病院別に公表したところ，それまで上気道感染の患者の70％以上に抗菌剤を投与していた病院が公表後に減少し，結果として抗菌剤の過剰投与が是正されたという。

注射剤処方率は，外来受診した患者のなかで注射剤の処方を受けた患者の割合を指す。先進国では外来患者の注射剤処方率は5％以下が適正な水準だ。しかしこれまで韓国の外来患者の注射剤処方率はきわめて高かった。このためHIRAは，医療機関別に外来患者に処方する注射剤の使用実態を分析して結果を公表した。これによって注射剤の処方率は39.11％（2002年）から23.23％（2006年）へと減少した。また，帝王切開分娩率も，韓国ではWHOの推奨値である5〜15％の2倍以上と高かった。このため帝王切開分娩率の値を医療機関別に公表した。

このほか医薬品の適正使用については，骨関節炎の非ステロイド坑炎症剤，バゾプレシン処方率，1単位輸血実施率，血液製剤使用率などを分析。医療機器の適正使用ではCT実施率などの分析を行っている。また，高齢者の薬剤使用の適正化ガイドラインであるビアーズ基準（Beer's criteria）による高齢者の医薬品の適正使用を検証したところ，2005年の処方6835万件中876万件（12.8％）がビアーズ基準による不適切処方であることも判明した。HIRAでは医療機関の受入れやすさや国民への波及効果などを考慮して，こうした評価項目の公開を拡大していくということだった。このようにHIRAは韓国の医療の質の水準測定評価とその改善に威力を発揮している。

韓国の診療報酬制度は，先述したようにその保険料の徴収・支払いシステムや全国一律の点数表などの多くを日本から学んだ経緯がある。そして日本よりも10年以上前の2004年にレセプト電子化100％を達成した。この電子化を推進したHIRAの職員が言っていたが，彼らはまさに日本でコンピュータ技術を学び，学んだとおりの手法で帰国後，レセプトの電子化を推進したと言っていた。電子化に当たっては，**それまでの複雑な点数表をコンピュータ処理に適したように簡素化して，わかりやすいコード設定を行い，二次利活用が可能なデータベース構造にした**という。

こうした電子化や診療報酬点数表の簡素化等により審査支払業務の改善が飛躍的に図られ，それまで約1カ月かかった診療費の支払い期間を2週間に短縮化することができた。そして審査手数料も日本の約1／6のレセプト1件当たり20円と格安になった。このようにHIRAは，審査支払業務の改善と医療の質向上を保険者統合とレセプト電子化で一挙に成し遂げた。

今やわが国の支払基金改革やデータヘルス改革は，かつての日本の診療報酬制度の教え子である韓国に学ばなくてはならないのかもしれない。

参考文献
データヘルス時代の質の高い医療の実現に向けた有識者検討会報告書（2017年1月12日，座長：森田朗国立社会保障・人口問題研究所所長）

10 医療と介護を結ぶ医療福祉連携士

2016年11月に、「**医療福祉連携士**」の医療福祉連携講習会修了式が東京千駄木の日本医科大学の講堂で行われた。5月からおよそ半年に及んだこの講習会もいよいよ一段落、受講生は年度末の認定試験を待つばかりとなった。

医療福祉連携士の認定制度は、筆者が副理事長を務めている日本医療マネジメント学会が2010年に発足させた学会認定制度で、医療と介護の連携・調整のエキスパートの養成を目指している。

認定制度では半年にわたる講義、演習、実習、認定試験を経て、2010年度の発足以来、これまでに合計350名のカリキュラム修了者を全国に送りだしている。医療福祉連携士の職種は看護師、社会福祉士など様々で、地域も北海道から沖縄まで全国から受講し、認定合格後はそれぞれの立場で、全国各地で活躍している。

本項では、この医療福祉連携士の活躍ぶりを見ていこう。

医療と介護の連携〜その課題〜

団塊の世代が後期高齢者を迎える2025年へ向け、ますます医療と介護との連携の必要性が増している。高齢化が進めば進むほど要介護者が増えて、しかも介護と同時に医療を必要とする利用者が増えてくる。このため介護保険サービスのなかでも訪問看護や在宅医療サービスなどの医療サービスの必要性が高まり、医療と介護の両サービスを適切に組み合わせたケアマネジメントが要求されてくる。まさに地域包括ケアシステムにおける医療と介護の連携が日常的に必要となってきたのである。

しかし当たり前のことだが、医療サービスは医療機関で診療報酬のもとに、介護サービスは介護事業所で介護報酬のもとに提供される。それらのサービスを提供する人材も、医療は医療従事者、介護は介護従事者によって行われる。しかし、**医療と介護の従事者の間には大きなギャップがある**。医療従事者は医療資格を、介護従事者は福祉系資格を背景としている。このためそれぞれの教育バックグラウンドも異なり、また業務の指示系統やその手順、さらには思考方法や職文化も異なる。また使う用語も同じようで微妙に異なっていたりする。

また介護サービス計画（ケアプラン）の作成等を担う**介護支援専門員（ケアマネジャー）も、医療系出身者か介護系出身者かで微妙にケアプランが異なってくる**。例えば医療系のケアマネジャーが保有している国家資格には医師、歯科医師、看護師等の医療資格があり、介護系のケアマネジャーの資格には社会福祉士、介護福祉士等などがある。両者を合わせると全部で21種類の資格が入り乱れている。

本来は1人の利用者に対するケアプランがケアマネジャーの保有資格で大きくばらつくことはありえないが、実際には保有資格によってずいぶんケアプランの内容にも差異がある。そして最近ではケアマネジャー試験の職種別合格者は、介護福祉士が圧倒的に多くなってきている。2014年は介護福祉系が23,166人、続いて相談援助業務従事者・介護等業務従事者が3,873人、社会福祉士が3,292人、看護師・准看護師などの医療系はわずか2,798人である（図表3－21）。

このように介護福祉系の資格者がケアマネジャーに多いと、どうしてもケアプランに訪問介護サービスが多く選ばれ、訪問看護サービスなどの医療系サービスが取り上げられることが少なくなるなどの傾向にあるともいう。また介護福祉系のケアマネジャーにとっては医師をはじめとした医療職に対する敷居が高いようだ。こうした医療と介護の垣根を取り払うのは結局、職種を超えた相互理解であるはずなのだが、これがむずかしい。

医療と介護の間の垣根

このように医療サービスと介護サービスが、別々の社会保険の仕組みと別々のバックグラウ

図表3-21　2014年度ケアマネジャー試験 職種別合格者数

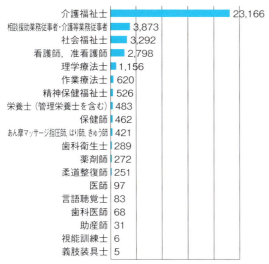

職種	合格者数
介護福祉士	23,166
相談援助業務従事者・介護等業務従事者	3,873
社会福祉士	3,292
看護師，准看護師	2,798
理学療法士	1,156
作業療法士	620
精神保健福祉士	526
栄養士（管理栄養士を含む）	483
保健師	462
あん摩マッサージ指圧師，はり師，きゅう師	421
歯科衛生士	289
薬剤師	272
柔道整復師	251
医師	97
言語聴覚士	83
歯科医師	68
助産師	31
視能訓練士	6
義肢装具士	5

出典：厚労省

図表3-22

医療と介護福祉ではモデルが異なり情報もレセプトも異なる

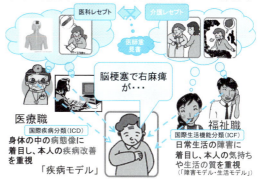

出典：国際医療福祉大学教授　高橋泰氏資料より

ンドをもつ専門職によって提供されている現状では，ある意味こうしたギャップや垣根は致し方ないことかもしれない。しかしそれらを利用する利用者は1人だ。制度間や専門人材間の円滑な連携がなければ，せっかくのサービス提供も台無しだ。

もちろん医療と介護の専門性の違いは必要なことだ。例えば1人の右麻痺を抱えた脳梗塞の高齢女性を見たときに，医療と介護では見方が異なる（図表3-22）。医療職は患者をその病態像や疾病に着目して見るのに対して，介護職は利用者の日常生活の障害やQOLに着目して見る。つまり疾病モデルと障害モデルというように，それぞれの専門の立場から1人の患者を見ている。こうしたモデルの違いが専門性の違いであり，これ自身はサービスの質の向上にはなくてはならないものだ

確かに看護師や薬剤師，医師であって，介護福祉も勉強してケアマネジャーの資格をもっている人であれば，こうした医療と介護の両方を統合的・複眼的に見ることができ，ベストかもしれない。ただ，今やケアマネジャーは介護福祉職が圧倒的に多く，医療職はマイナーな存在だ。こうしたなかで医療と介護の連携を図るにはどのようにしたらいいのだろうか。

医療福祉連携士とは

こうした背景から生まれたのが，**医療福祉連携士という日本医療マネジメント学会の学会認定資格**だ。もともと日本医療マネジメント学会はクリティカルパスや地域連携クリティカルパス，医療連携や医療安全など医療現場の様々な課題を扱う医療系の学会として1999年に発足した。理事長は国立病院機構熊本医療センター名誉院長の宮崎久義先生で，筆者と日本看護協会前会長の坂本すが氏が副理事を務めている。現在，学会会員数は約8,000人で，半数が看護師，4分の1が医師，そのほかが薬剤師などの医療専門職や事務職といった，医療従事者が主体の学会だ。

当学会で，地域連携に関して医療と介護の連携を行う「地域連携コーデイネーター」の養成が必要ではないかと始まったのが，この医療福祉連携士の養成である。対象者として最初に考えたのが，病院の地域連携室の看護師や医療ケースワーカーなどの連携実務者だった。今ではどこの病院でも地域連携室が設置されているが，教育研修の場は少なかった。特に急性期病院の連携実務者は，医療ケースワーカーを除いて介護福祉を勉強する機会が少なかった。一方，地域に目を転じると，地域包括支援センターや地域のケアマネジャーは介護福祉系のバックグラウンドをもつ人が多く，病院医療について知識や経験が少ない。このようにそれぞれの知識や体験にギャップがあった。こうしたギャップ

を埋めるために，医療系の学会として医療福祉連携士の教育コースを作ることになり，2010年度に日本医療マネジメント学会認定資格として医療福祉連携士制度が始まった。

それでは，改めて医療福祉連携士の目指すものを見ていこう。医療福祉連携士とは，医療・福祉分野の連携・調整のエキスパートで，**地域の医療および福祉の円滑な連携の推進に寄与し，質的な向上を図ることによって，限られた医療および福祉機能の効率化を図り，国民の医療および福祉に資すること**を目的としている。

医療福祉連携士になるためには，日本医療マネジメント学会が主催する医療福祉連携講習会を履修し，学会の認定試験を受けることが要件となる。医療福祉連携講習会は日本医療マネジメント学会の学会員でなくても受講できるが，医療福祉連携士認定試験を受けるには学会員になることが必要である。認定試験合格後，審査を経て晴れて医療福祉連携士となる。

医療福祉連携講習会

医療福祉連携講習会は毎年5月から11月まで開催され，会場は今のところ東京のみとなっている。各年度の募集については日本医療マネジメント学会のホームページ（http://jhm.umin.jp/）を参照されたい。

医療福祉連携講習会は，講義，演習（ワークショップ），実習より成る。講義は共通科目と医療系科目，福祉系科目からなり，医療系の国家資格を有する受講者は福祉系の科目と実習を選ぶ必要がある。逆に福祉系の国家資格および準じる資格（例えば臨床心理士など）を有する受講者は，医療系の科目と実習を選ぶことが必要だ。

演習では特に，地域連携クリティカルパスをグループで作成する演習がユニークだ。入力ソフトを用いて，例えばサザエさんの家の波平さんが脳梗塞になったというシチュエーションで，急性期病院，回復期リハビリ病院，慢性期の維持期リハ病院のそれぞれの立場からの連携を考えながら地域連携クリティカルパスを作成する演習が行われる（図表3-23）。

医療福祉連携講習会のハイライトはなんと言

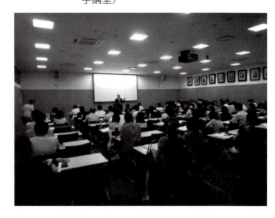

図表3-23　医療福祉連携講習会の講義風景
（2011年秋，東京千駄木の日本医科大学講堂）

っても実習だ。実習先は，医療従事者は介護福祉系施設，介護福祉従事者は医療系施設を主に訪問して見学実習を行う。この訪問先を実習生自ら探すところから，まず実習が始まる。こうした実習を通じて，今まで経験したことのない医療の現場，介護の現場を経験して，受講生は一様に「これまで見たことのない世界だった」，「話だけ聞いていたのではわからなかった」，「百聞は一見にしかず」，「目からうろこ」と述べるなど，実習から一様に強烈なインパクトを受ける。やはり医療・介護それぞれの現場を訪問して業務の流れを見たり，カンファレンスに参加するなどの実務体験が，何よりも貴重な経験のなるようだ。また，こうした実習体験が先方の担当者との顔の見える関係づくりにも役立ち，「実習先の施設に患者さんを紹介することができるようになった」など実際の連携業務にも役立ったという声も聞く。なお，実習生を忙しい業務のなかで1日預かっていただける受入れ施設のご苦労には本当に感謝したい。

5月から11月までおよそ半年間にわたり，土日2日間の講義・演習×5回，1日の実習×5回が終わったあと，年度末に認定試験が行われる。試験は共通科目，医学系科目，福祉系科目より100題が出題される。いずれも5択による選択式の設問方式である。

全国で活躍する医療福祉連携士

合格認定を受けた医療福祉連携士は2010年

度から2014年度までの5年間に284人にのぼる。その職種内訳を見ると，看護師149名，社会福祉士54名，事務職34名，医師6名，保健師3名などとなっている。これらの認定合格者は北海道から沖縄まで全国各地で活躍している。このうち何人かを紹介していこう。

2014年，函館の五稜郭病院を訪問したときのことだ。五稜郭病院の退院サポート室の保健師の尾関幸子さんが認定合格を果たし，晴れて医療福祉連携士になったことが地方紙で報道されていた。尾関さんは「病院から在宅へつなぐためには幅広い知識が必要」と思い，医療福祉連携講習会を受講したという。やはり印象に残ったのは実習で，「普段見ることのできない他施設の現場を見ることが本当に役立った」という。

また2014年の医療マネジメント学会のシンポジウムで発表したがん研究会有明病院の医療ソーシャルワーカーの勝村美佐江さんは，「病院を追い出される，見捨てられるという思いを訴える患者さんが多かったのが，医療福祉連携士の勉強を始めたきっかけだった」と言う。

これも2013年に訪れた松本の丸の内病院でのことだ。同院の地域連携室の看護師の望月雪子さんも，やはり実習で多くのことを学んだという。実習先は信州大学付属病院医療福祉支援センター，佐久総合病院地域連携室，松本市福祉事務所，中央地域包括支援センターなどで，幅広く見学実習を行ったという。

岡山県倉敷市立児島市民病院の地域医療連携室の医療ソーシャルワーカー・松岡邦彦さんもこう語る。

「医療連携講習会のカリキュラムの特徴は，横断的な講義科目に加え，地域医療連携パスの作成やグループディスカッションなどのグループワークを中心とする演習授業，自分の所属する医療機関以外の地域医療連携室や福祉施設，保健所などで展開される臨床実習と，非常に盛りだくさんのメニューを短期集中で学べることである。そして何より，地域医療連携を通して地域住民や患者により良いものを提供しようとする熱いハートをもった『仲間たち』との出会いが非常に刺激的であった」

新潟市の済生会新潟第二病院の地域医療連携室長で医療ソーシャルワーカーの斎川克之さんのように，病院と地域の連携のみならず，その先の新潟市の地域包括ケアシステムを見据えた活動をしている医療福祉連携士もいる。斎川さんが働く済生会新潟第二病院は，地域医療再生基金による在宅医療連携モデル事業に選出された。これを受けて，「これからは行政とともに，患者さんが住み慣れた地域で必要なときに適切なサービスが受けられるように，ともに支えあう地域包括ケアシステムの構築を目指す」として，行政との連携のなかで医療福祉連携士としての経験を活かしていきたいとしている。

このように医療福祉連携士の活躍の場は病院の連携室にとどまらず地域包括ケアシステムのなかで地域包括ケアセンターや在宅医療介護支援センター等へと広がっている。

医療福祉連携士の学会認定制度について振り返ってみた。この講習会で印象的なのは，受講生の間に同期生同士，修了生同士の輪が全国的に広がっていることだ。実際に医療福祉講習会の修了生による「医療福祉連携士の会」(http://renkeishi.net/) の活動も活発だ。同会は修了生を中心に組織化された会で，会員相互の交流を深めるとともにネットワークを活用した情報共有・情報交換等を通じ，医療福祉連携士としての役割の確立を目指して設立された。

そして全国に散らばる医療福祉連携士が切磋琢磨し医療・福祉・介護に貢献できるよう，年1回程度の講演会・情報交換会を開催している。

医療福祉連携士の今後のさらなる活躍を期待したい。

医療福祉連携講習会の申込み・問合せ先：日本医療マネジメント学会事務局（熊本市中央区花畑町1-1 三井生命熊本ビル3階）
TEL096（359）9099 FAX096（359）1606
◎日本医療マネジメント学会
http://jhm.umin.jp/
◎医療福祉連携士の会
http://renkeishi.net/

著者略歴　武藤正樹（むとうまさき）
国際医療福祉大学大学院教授　医療福祉経営専攻 医療経営管理分野責任者，医学研究科公衆衛生学専攻 医療福祉管理学分野責任者

　1949年神奈川県川崎市生まれ。1974年新潟大学医学部卒業，1978年新潟大学大学院医科研究科修了後，国立横浜病院にて外科医師として勤務。同病院在籍中1986年～1988年まで当時の厚生省の留学制度でニューヨーク州立大学家庭医療学科留学。1988年厚生省関東信越地方医務局指導課長。1990年国立療養所村松病院副院長。1994年国立医療・病院管理研究所医療政策研究部長。1995年国立長野病院副院長。2006年より国際医療福祉大学三田病院副院長・国際医療福祉総合研究所長・同大学大学院教授，2013年4月より国際医療福祉大学大学院教授（医療経営管理分野責任者），2010年より国際医療福祉大学クリニックで外来診療にも携わる。
　政府委員としては，医療計画見直し等検討会座長（厚労省2010年～2011年），中央社会保険医療協議会調査専門組織入院医療等の調査評価分科会会長（厚労省2012年～），療養病床の在り方等に関する検討会構成員（厚労省2015年）。
　著書に『2025年へのカウントダウン～地域医療構想と地域包括ケアはこうなる！』（医学通信社，2015年）など多数。

著者連絡先　〒107-0052　東京都港区赤坂4-1-26 国際医療福祉大学大学院
e-mail：mutoma@iuhw.ac.jp

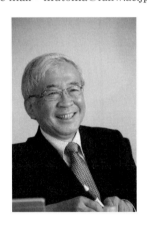

《緊急出版》
医療と介護のクロスロード to 2025　　＊定価は裏表紙に表示してあります

2018年2月22日　第1版第1刷発行

著　者　武藤　正樹
発行者　小野　章
発行所　🏥医学通信社

〒101-0051　東京都千代田区神田神保町2-6　十歩ビル
TEL　（03）3512-0251（代表）
FAX　（03）3512-0250（注文）
　　　（03）3512-0254（書籍の記述についてのお問い合わせ）
https://www.igakutushin.co.jp/
※　弊社発行書籍の内容に関する追加情報・訂正等を掲載しています。

装丁デザイン：冨澤　崇
装丁イラスト：小田切ヒサヒト
印刷・製本：シナノ印刷株式会社

扉・見出しイラスト：©123RF.com（sakuyatsubasa, vincentstthomas, wakr10）, iStock.com（Alicia_Garcia, Bestgreenscreen, boggy22, herlordship, pickypalla）

※本書に掲載されたすべての内容に関する権利は著作者及び医学通信社が保有します。本書の内容につき、一切の無断使用・転用・転載・データ化は固く禁じます。
※JCOPY〈(社)出版社著作権管理機構　委託出版物〉
本書の無断複製は、著作権法上での例外を除き、禁じられています。複製される場合は、そのつど事前に(社)出版社著作権管理機構（電話03-3513-6969、FAX03-3513-6979、e-mail: info@jcopy.or.jp）の許諾を得てください。

落丁、乱丁本はお取り替えいたします。

© M. Muto, 2018. Printed in Japan.
ISBN 978-4-87058-667-3

最新刊 2018年同時改定から2025年への道なき道を進む！

2025年への経営ロードマップ
医業経営を"最適化"させる36メソッド
機能選択・経営マネジメント・診療報酬の最適化マニュアル

株式会社 メディヴァ 取締役・コンサルティング事業部長　小松大介　著

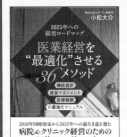

- 2017年11月刊
- ◆A5判／336頁
- ◆2色刷
- ◆価格：2,800円（+税）

★医療機関の収益の基本計算式は「診療単価×患者数−コスト」。この相関する3つの数値を"最適化"させることが経営改善の鍵となります。

★そのための6つの戦略──「戦略・ビジョン」「経営企画」「コストパフォーマンス」「診療報酬」「組織管理」「財務管理」を見直し，「診療単価×患者数−コスト」を"最適化"させる36メソッドを1冊に凝縮！

★先進的な医業経営手法で着実に実績を積み上げる"メディヴァ"のトップ・コンサルタントが，その企業秘密とも言うべき経営改善の秘訣──3つの原則，6つの戦略，36のメソッド──を1冊に総まとめ。

★2018年同時改定から2025年への"道なき道"を進む，病院＆クリニックのための36枚の経営ロードマップです！

CONTENT

序章　"医業収支改善"の3つの原則
「単価増」「患者増」「コスト減」の戦略

戦略1　「戦略・ビジョン」編
1. 2025年地域医療構想と機能分化
2. STP-4Pフレームワークと経営戦略
3. 医療機関が手がけるべき介護・在宅　他

戦略2　「経営企画」編
1. 集患対策と地域連携の強化
2. 医療機関のブランド戦略と価格戦略
3. 在宅医療にいかに取り組むか　他

戦略3　「コストパフォーマンス」編
1. 予算管理とKPIモニタリング
2. 設備投資の効率的な考え方
3. 医療の質の管理と働き方改革　他

戦略4　「診療報酬」編
1. 7対1入院基本料改定への対応
2. 回復期と慢性期における戦略
3. 外来・在宅クリニックの経営戦略　他

戦略5　「組織管理」編
1. スタッフのモチベーション向上策
2. 採用プロセスの強化，人事考課と離職対策
3. 院内連携の改善　他

戦略6　「財務管理」編
1. 財務諸表の見方と分析活用法
2. 資金調達手法とそのメリット・デメリット
3. 病院・クリニック経営の再生手法　他

★煩雑で難解な医療機関経営の基礎知識と実践知識を，3つの原則，6つの戦略，36のメソッドに整理して，わかりやすく解説！

【ご注文方法】①HP・ハガキ・FAX・電話等でご注文下さい。②振込用紙同封で書籍をお送りします（料金後払い）。③または書店にてご注文下さい。

〒101-0051　東京都千代田区神田神保町2-6 十歩ビル
tel.03-3512-0251　fax.03-3512-0250
ホームページ　https://www.igakutushin.co.jp

医学通信社

最新刊 2018年同時改定のピンチをチャンスに変える！

2018年同時改定から2025年へ
"攻める"診療報酬──戦略と選択
自院のポジショニングと機能をいかに最適化させるか

病院経営戦略コンサルタント　工藤　高　著

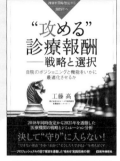

◆2017年10月刊
◆B5判／172頁
◆2色刷
◆価格：2,500円（+税）

★2018年同時改定とその後の変遷を，プロフェッショナルの目で的確に読み解き，多角的にシミュレートし，中・長期戦略を立案！

★2018年から2025年へ向けて，自院の施設基準をどうデザインして診療報酬を最大化するか，地域でのポジショニングと機能をどう選択するか──を提案する経営戦略とシミュレーション分析の手引き。

★旧来の体制や現状維持に安んじていてはジリ貧確率100％の時代──。"できない理由"を並べる前に"どうすればできるか"を考え，地域医療構想・地域包括ケアに追随するのではなく，それを好機として捉えて"反転攻勢"に出る，2018年同時改定・2025年モデルの攻略の書！

★50のケーススタディ。組織・システム・基準・報酬を最適にマッチングさせる経営戦略と分析ノウハウを1冊に凝縮！

CONTENT

第1章　診療報酬改定シミュレーションの方程式
2018年同時改定に当たり，改定シミュレーションの基本方程式と読解術をわかりやすく解説。

第2章　"攻める"診療報酬　ケーススタディ50
1. 経営改善のために「人件費増」を図る？
2. 7対1病院はロングステイ作戦で経営悪化
3. CT待機の期間短縮で「四方良し」に
4. 逆転の発想でケアミックスを採用の強みに
5. 医師事務作業補助の試算と機会損失コスト
6. 「できない理由」より「どうすればできるか」
7. 医療連携先をABC分析でランク付け
8. 療養病棟の在宅復帰促進は無理？
9. 軽症患者ばかりの在宅復帰率100％
10. ベッドが空いていても夜間緊急入院できない？
11. 地域包括ケア病棟へ転換すべきか否か
12. 医療・看護必要度のクリアが危険水域に
13. 医療区分見直しで年700万円の減収危機！
14. 救急搬送が多いのに救急医療係数が低い
15. 15対1なのに「高度急性期」で病床機能報告
16. 自宅等退院割合に悩む脳外科専門病院
17. 重症患者が多いのにICU稼働率がなぜ低い？
18. 退院支援加算1の取得しか選択肢はない
19. 回復期リハ「実績指数」と病床稼働率
20. 検査技師の早朝病棟採血の効用　ほか全50事例

第3章　2018年同時改定から2025年への戦略

【ご注文方法】①HP・ハガキ・FAX・電話等でご注文下さい。②振込用紙同封で書籍をお送りします（料金後払い）。③または書店にてご注文下さい。

〒101-0051　東京都千代田区神田神保町2-6　十歩ビル
tel.03-3512-0251　fax.03-3512-0250
ホームページ https://www.igakutushin.co.jp

医学通信社

★病院・クリニックの「経営改善」「企画立案」「院内改革」「情報システム管理」「減点・請求もれゼロ」「医事業務効率化」──を実現させるプロフェッショナルな実践ノウハウを満載!!

★2018年2月号は「2018年改定──新点数全覧」(新旧対照表),3月号はどこよりも早い点数表「診療報酬2018【BASIC点数表】」を収録。6・7月号でも,「2018年改定の戦略と対策」「経営シミュレーション」「新点数Q&A」「算定事例集」などを大特集!!

★医療保険制度,医業経営マネジメント,保険請求──に関するあらゆる最新情報とノウハウを1冊に凝縮。2018年同時改定から2025年,さらにその先の医療を的確にナビゲートする医療総合誌!!

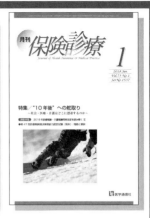

月刊 保険診療
Journal of Health Insurance & Medical Practice

2018年同時改定から2025年に向けたマネジメントと実務ノウハウを満載!!

本誌特集

【2017年】
- ④レセプトの大学──請求もれ240の視点
- ⑤12枚の医業経営企画書
- ⑥"地域連携"コーディネート術
- ⑦医療&ビジネス──連携と交渉術
- ⑧収支改善3戦略「診療単価アップ」
- ⑨収支改善3戦略「増患の法則」
- ⑩収支改善3戦略「コスト減の全技術」
- ⑪2018年同時改定で変わる医療&介護
- ⑫間違いだらけのデータ&シミュレーション

【2018年】(予定含む)
- ①"10年後"への舵取り
- ②2018年診療報酬改定──新点数全覧
  2018年介護報酬改定はこうなる!
- ③同時改定──全詳報&シミュレーション
- 別冊 診療報酬2018【BASIC点数表】
- ④⑤診療点数早見表 2018年4月版
- ⑥2018年同時改定"完全攻略"〔Ⅰ〕
- ⑦2018年同時改定"完全攻略"〔Ⅱ〕

本誌の主な連載

- **日本の元気な病院&クリニック**…先進的な経営事例を徹底取材
- **視点**…医療界キーパーソンの提言・異論・卓説を毎回読み切り掲載
- **プロの先読み・深読み・裏読みの技術**…制度と経営戦略の指標
- ★**医療版"不都合な真実"**…医療のあり方に警鐘を鳴らす直言
- ★**大人なのに走る**…病院事務の現場を瑞々しく描く短編小説群
- **こうして医療機関を変えてきた**…病医院改革成功の秘訣とは?
- **病院&クリニック経営100問100答**…経営改善ノウハウQ&A
- **NEWS縦断**…医療界の最新動向から2025年改革をナビゲート
- **医療事務Openフォーラム**…現場の画期的取組み等を紹介
- **レセプト点検の名探偵**…隠れた請求ミスを推理するプロの目
- **点数算定実践講座**…カルテからレセプト作成までを事例解説
- **オールラウンドQA**……点数算定の疑義解釈に明快に解答
- **実践・DPC請求Navi**……病名選択・請求点検の事例解説
- **カルテ・レセプトの原風景**…全診療行為のディテール再現
- **パーフェクト・レセプトの探求**…100%請求実現マニュアル
- **厚生関連資料**…最新の法律・告示・通知等を掲載。必読!!
- **NEWSダイジェスト**…医療界の重要NEWSを的確にキャッチ!
- **読者相談室**…保険診療のあらゆる疑問に答える完全Q&A

■お申込みはHP・ハガキ・電話・FAXで,何月号から購読されるかお知らせ下さるだけでOK。
■希望者には見本誌をお送りいたします。

■価格:1,800円(+税)
■定期購読(送料無料) 半年:10,800円(+税)
　　　　　　　　　　 1年:21,600円(+税)

★口座引落による1年契約には割引特典(1割引)→1年:19,440円(+税)

【ご注文方法】①HP・ハガキ・FAX・電話等でご注文下さい。②振込用紙同封で書籍をお送りします(料金後払い)。③または書店にてご注文下さい。

〒101-0051 東京都千代田区神田神保町2-6 十歩ビル
tel.03-3512-0251　fax.03-3512-0250
ホームページ https://www.igakutushin.co.jp

医学通信社